U PUTERE GUARIGISCENTE DI MADRE NATURA

Yogacharya Shri Anmol Yadav

Table of Contents

Prefazione

Cari Lettori

Stu libru hè a mo storia. Aghju amparatu assai da e mo sperienze di vita. I spazii di sperienza sò l'alimentu ghjustu, ayurveda, naturopatia, spiritualità è cunniscenza divina. Qualunque sia a cunniscenza ch'e aghju acquistatu oghje, a fonte di questu hè a mo malatia di dui anni. S'ellu ùn avessi patutu sti dui anni, ùn saria statu micca toccu da sta cunniscenza. Prima di 2018 eru sanu sanu. Soffre di malatie da aprile 2018 à ghjennaghju 2020. Sò cumplettamente sanu da ferraghju 2020 finu à oghje agostu 2022. Da ferraghju 2020 à oghje, per grazia di Diu, ùn aghju micca manghjatu una sola pillola di medicina. Aghju a fede piena chì ùn importa quanti anni aghju campatu, ùn aghju mai malatu per quellu annu. Questu hè pussibule solu per mezu di a cunniscenza. Sò solu per sparte sta cunniscenza cun voi tutti. Allora venite cun mè in stu viaghju in quale vi dicu cumu mi sò malatu. Per dui anni ùn sapia quante medicine aghju pigliatu è visitatu innumerevoli medichi. Da l'annu 2020 di ferraghju, aghju cuminciatu à fà cambiamenti in a mo dieta, soprattuttu alimenti naturali, chì finiscinu tutte e mo malatie. Questu ùn hè micca un miraculu, ma una scienza cumpleta. A cunniscenza chì guadagnerete dopu avè lettu stu libru hè principalmente a siguenti. Cumu u gasu hè furmatu in u corpu è chì fà per quessa chì u gasu ùn si forma micca in u corpu. Perchè si forma l'acidità? A so cura cumpleta attraversu l'alimentariu. Ciò chì provoca stitichezza è u so trattamentu. U 90% di e malatie di u mondu nascenu per questi trè motivi, se li guariscenu, u restu di e malatie seranu curati automaticamente. Aghju divisu stu libru in trè parti. A prima parte hè a mo storia di vita. In questa sezione truverete dettagli di a malatia è u so trattamentu. A seconda parte hè di Ayurveda in quale avemu definitu Ayurveda in lingua simplice. A terza parte hè di Spiritualità è Bhagavad Gita da quale puderete curà u vostru corpu sottile, vale à dì a mente. Dopu avè avutu a cunniscenza di Diu, puderete cunnosce u modu ghjustu per vive a vita.

Capitulu 1 - Durante a malatia

Squilibrio di i microbi intestinali

Questu hè di ghjennaghju 2018. Aghju un mal di denti. Vogliu in un hospitalu civile. U duttore mi dà certi medicini, cumpresu un antibioticu. U mo mal di denti hè guaritu da piglià sti medicini. Ci hè un prublema cù l'antibiotici. Questu crea un sbilanciu in i nostri microbi intestinali. Quandu usemu l'antibiotici, assai batteri boni mori da u stomacu. Chjamemu stu prucessu Gut Microbes Imbalance. Questu debilita u putere digestivu di u stomacu.

Effetti secundari di manghjà l'agliu

A vera storia principia in April 2018. Una sera mi sentu fami. Ci era qualchi grammi in a despensa di l'uffiziu, chì aghju cunsumatu. U mo putere digestivu era digià debule è dopu avè cunsumatu gramma, u ghjornu dopu mi sentu disgustu è ligeru dulore in u stomacu. Vaiu à un duttore è pigliate alcune medicine, ma ùn aghju micca sollievu. Dopu à a sera, manghju un dente d'agliu. U ghjornu dopu dopu avè manghjatu l'agliu, mi sentu calore in u stomacu è u gasu ferma completamente di esce da u stomacu. In altri palori, ùn aghju micca pussutu caccià u gasu fattu in u stomacu. Pudete capisce quale serà a cundizione di una persona chì hà gasu in u stomacu, ma s'ellu ùn hè micca capaci di caccià u gasu. Dopu quì, aghju andatu in un hospitalu civile. Da quì hà purtatu certi medicini datu da u duttore. Dopu avè pigliatu quelli medicini, u calore in u mo stomacu hà riduciutu un pocu, ma ùn era ancu capace di caccià u gasu chì s'era furmatu in u mo stomacu. Dopu quì, aghju andatu à un Gastroenterologist Privatu (Dottore 1) vale à dì u duttore di stomacu. Dopu à tutti i testi clinichi, certi medicini sò stati dati. Ancu dopu avè pigliatu quelli medicini, i mo prublemi sò stati listessi.

Effetti Side di Clarithromycin Antibiotic

Hè una materia d'aostu 2020, era a stagione di piogge in quelli ghjorni. Dapoi a piova, quandu mi svegliavanu a matina, aghju cuminciatu à piglià l'acidu in u stomacu. Aghju fattu l'acidu, hè cunnisciutu oghje, ma à quellu tempu ùn pudia capisce ciò chì passava in u stomacu. Finu à quellu tempu ùn ci era micca infurmazione nantu à ciò chì l'acidità hè. Oghje, cù a cunniscenza ch'e aghju acquistatu nantu à u gasu, l'acidità, a stitichezza è a salute generale, resteraghju sana in tutta a mo vita. A malatia hè simplicemente mancanza d'infurmazioni è nunda di più.

L'acidità hè stata creata solu un pocu è aghju usatu per stà sanu in tuttu u ghjornu, perchè ùn aghju micca visitatu nisun duttore. Dopu qualchì ghjornu, l'acidità cuminciò à piglià una forma terribili. U 15 d'aostu di u 2020, aghju andatu à un Gastroenterologu Privatu (Dottore 2) à a sera. In quellu ghjornu ùn hà datu nisuna medicina è hà dettu chì a vostra endoscopia serà fatta dumane è dopu chì a medicina serà datu dopu avè vistu u rapportu. L'endoscopia hè stata fatta u ghjornu dopu è Gastritis H. Pylori Infection hè vinutu in u rapportu. U duttore hà datu medicine per 15 ghjorni. Videndu senza sollievu da sti medicini, dopu à 15 ghjorni, andò di novu à u duttore. Questa volta u duttore hà prescrittu H Pylori kit in quale i principali medicini eranu Clarithromycin, Amoxicillin è Pantoprazole. Dopu avè pigliatu sti medicini, a mo cundizione hà peghju in dui ghjorni. Quandu aghju andatu à u duttore di novu, u duttore hà dettu chì, se l'infezzione di H Pylori deve esse finita, allora u cursu di sti medicini deve esse cumpletu. Cuminciò à piglià medicine di novu, sta volta puderia piglià medicine per quattru ghjorni. Ma sta volta, dopu à cunsumà sti medicini, parechji prublemi cuminciaru. Eviu fora di u mo cuntrollu, u mo corpu si scaldava, è u mo battitu di u core era ancu anormale. Questa era a prima volta chì aghju avutu una tale cosa in tutta a mo vita. U dulore pò esse tolleratu, ma se una persona ùn hè micca in u cuntrollu di ellu stessu, allura a mente dice induve corre. Quella sera paria chì a mo ultima volta era vicinu. Sò andatu à pusà in un angulu di a terrazza, è andavanu forte per piglià u nome di Diu. Ùn sò micca sapè quale era u putere in u nome di Diu, ma in i prossimi minuti era cumplettamente calmu. A mo ansietà era andata. Eru cumplettamente in u mo cuntrollu. I sintomi di sopra chì mi sentu sò un effettu secundariu di un antibioticu chjamatu Claritromicina.

Effetti di l'antibioticu claritromicina nantu à a glàndula tiroidea

I sintomi di sopra chì mi sentu, una parte di questu era sempre presente in u mo corpu. In quattru ghjorni, u mo corpu era completamente seccu. Tutti l'ossi eranu visibili. Aghju avutu paura. Aviu ghjuntu à sapè chì certi grandi cambiamenti avianu accadutu in u mo corpu, chì cuntinueghja à cambià ancu più. Dopu quì, anderaghju à u più grande hospitalu di a mo cità. Sò ingressu à l'uspidale, è tutti i mo testi sò fatti. In l'investigazione, principarmenti CT Scan, MRI di l'abdomen, Ultrasound, X-RAY, è tutti i testi di sangue sò stati fatti. Tutti i rapporti eranu normali durante l'inchiesta. Solu u nivellu di TSH hè aumentatu. U duttore m'hà datu una medicina chjamata Thyronorm, è hà urdinatu chì sta medicina ùn deve esse fermata per a vita.

Effetti boni è cattivi di u latte

Dà una lacuna à a mo storia, mi piacerebbe discutiri nantu à u latte, dopu à novu continueremu cù a nostra storia. Da l'annu 2000 à l'annu 2010, ùn aghju micca cunsumatu latti. Duranti stu tempu u mo corpu era slim, agile, sempre energicu è pienu di pusitivi. Cuminciò à beie latte da l'annu 2010 è cuntinuò finu à u ferraghju 2020. Da l'annu 2010 à u 2017 aghju avutu solu boni risultati da u latte. Duranti questu, u mo pesu era aumentatu in una quantità equilibrata per beie latte. Beie latte m'hà fattu sentu energicu è felice in tuttu u ghjornu. U ghjornu chì ùn beie micca latte, mi sentia menu energia è menu felice in u corpu. A causa di sti qualità di latti, era diventatu addictu à beie latte. Eccu alcuni di e boni qualità di u latti.

I ghjorni chì l'acidità hà cuminciatu in l'aostu 2018. À quellu tempu aghju ancu usatu per cunsumà latti. U mutivu principale per a furmazione di l'acidità quì era a pioggia è u latte di cunsumu. Ùn sapia micca à quellu tempu chì u mutivu principalu per a furmazione di l'acidità hè l'ingesta di latti in a staghjoni di a pioggia. Ùn era micca cunnisciutu chì ciò chì succede in u mo corpu hè l'acidità. Oghje, quandu aghju ghjuntu à cunnosce i misteri sanu di u corpu, possu vede e cause passate assai bè. Se u putere di digestioni hè debbule, u latti pruduce gasu è acidità. Allora, da u puntu di vista di a cunniscenza ch'e aghju acquistatu, diceraghju chì, dopu à diventà un adultu, duvemu piantà di beie latte cumplitamenti. U cunsumu di latti aumenta u pesu. U latti pruduce gasu è acidità. Hè u più impurtante. U gasu è l'acidità sò u fundamentu di u 70% di e malatie di u mondu. Se eliminemu a causa radicali, u 70% di e malatie ponu sparisce da u mondu.

U nostru corpu produce u colesterolu quantu u nostru corpu hà bisognu. Ci hè basu duie fonti di colesterolu in u nostru corpu. A prima fonte hè u nostru corpu, u nostru corpu stessu produce u colesterolu secondu u requisitu. A seconda fonte di basa hè i prudutti d'animali, chì sò principalmente latti è carne. U colesterolu aumenta solu quandu pigliamu più colesterolu da l'esternu. Se u latti è a carne sò firmati, u colesterolu aumentatu serà sottu à cuntrollu. Quì per latti intendo tutti i prudutti fatti di latti cum'è latte, ghee, burro, curd, whey, paneer, tutti i dolci fatti di latti.

Alzate à Midnight & Eat

In nuvembre, dicembre 2018, passava per un problema stranu. Ogni volta ch'e aghju dormitu di notte, u sonu di qualchì rumore vene da u mo stomacu. Eru addormentatu. Eiu stava svegliu finu à a matina. Dui novi prublemi cum'è a qualità di voce è l'insomnia sò stati aghjuntu. U sonu di virtuosità in u stomacu venia dopu à quattru ore di piglià l'alimentariu. Duranti tutti sti prublemi, u mo pesu era ancu ridutta assai. Per caccià u prublema di a virtù, aghju alzatu in mezzu di a notte è cuminciaru à manghjà. Stu rumore era ligatu à un stomacu viotu. Qualchissia face cusì bè ? Dà ogni prublema.

Discussione dettagliata nantu à u gasu è l'acidità

L'annu 2018 hè passatu. I mo prublemi eranu sempre quì. Eru sempre nantu à 2 à 3 medicini, principarmenti Thyronorm per u cuntrollu di TSH, chì duvia esse pigliatu à stomacu viotu appena mi svegliu in a matina, un'altra medicina era per u cuntrollu di gas è acidità, chì duvia esse pigliatu una meza ora prima. pasti. Pensu di cunsultà un altru Gastroenterologist (Dottore 3) in ghjennaghju 2019. Stu duttore era assai famosu. I so tariffi di cunsultazione è altre teste eranu di tassi estremamente elevati. Ci era un pensamentu in a mo mente, i tariffi di questi medichi sò cusì caru, forse pò esse guaritu da elli. Quandu una persona hè disgustata, pensa cù parechji trucchi diffirenti. Aghju avutu una situazione simili. Dopu a visita di u duttore, hà ancu fattu una colonoscopia, è tutti i testi di sangue. Fate qualchi testi fora di a clinica, CT scan di l'abdomen è u pettu, X-ray, etc. Ci era qualchì sollievu da i medicini dati da stu duttore. E droghe ch'ellu avia scrittu eranu principalmente Normaxin è Providac. Providac era principalmente una capsula di un tipu di battìri boni. Questi medicini anu liberatu u prublema di e pruprietà di u stomacu, ma solu u 30% di u benefiziu hè stata trovata in altri prublemi di stomacu. Eru completamente dipendente da a droga. Se ùn pigliate micca medicine, i prublemi seranu peggiu.

Tentativu insuccessu di abbandunà e droghe per a tiroide

Tutti i medichi eranu di a listessa opinion in quantu à i medicini di a tiroide, chì una volta chì sta pillola hè cuminciata, deve esse manghjata per a vita. Ùn puderebbe mai accettà sta cosa dichjarata da i medichi. U mo intellettu hà dettu chì, se una malatia hè accaduta una volta in u corpu, allora i ragiuni per a quale a malatia hè accaduta, se u travagliu hè fattu nantu à quelli mutivi, allora chì a malatia pò esse guarita da a radica. Ùn capiscu micca perchè i medichi dicenu chì se a tiroïde hè una volta, unu deve piglià una pillola per a vita. Per esse onesto, in parte ciò chì u duttore hà dettu hè vera. Ma micca a verità cumpleta. In realtà, una volta chì cuminciamu à piglià a pillola di Tiroide, a pillola di Tiroide diventa solu a vostra moglia. Vogliu dì chì sta medicina hè cusì terribile chì ùn puderete mai piantà. Ancu voi pruvate, ma sarete falluti. Basta dì chì a relazione di quella pillola hè stata furmata, chì ùn pò micca lascià ancu per pruvà. Ogni volta chì liberate a medicina - allora sta medicina vi spaventa. Fateci sapè quantu hè spaventosa sta medicina. Dopu à abbandunà sta pillola, i sintomi negativi venenu dopu à dui ghjorni. U primu sintumu hè u nervousness, a seconda sudazione in tuttu u corpu, a terza pressione di sangue hè alta, ùn si senti micca bè, a mente ùn hè micca sottu cuntrullata. In generale, sta medicina hè un labirintu. Hè assai difficiule di esce da quellu chì hè intrappulatu una volta. Aghju pruvatu à abbandunà a pillola di tiroide circa quattru à cinque volte in dui anni di malatia. Ma hà fiascatu ogni volta. Ogni volta chì falliu, si alza è pruvate di novu. U prublema cù sta pillola era chì si deve esse pigliatu subitu dopu à esce da u lettu prima di a matina. Avà u prublema cù questu hè chì vi ricurdate per mezu di una pillola chì avete una tale malatia. A mo quistione hè, supponi ancu s'è u vostru livellu di TSH vene in u range normale, ùn pudete micca saltà sta pillola. Appena liberate a pillola, i sintomi sopra citati entreranu in u vostru corpu è u vostru nivellu di TSH risurrerà di novu. Questa pillola cuntrola u nivellu di TSH, ma u corpu diventa addictivu à sta pillola. Aghju manghjatu assai medicini prescritti da i medichi durante a mo malatia, ma l'addiction negativa chì era in questa pillola ùn era micca in alcunu altru. Sò surtitu da u labirintu di sta medicina, a spiegazione di quale si trova in i prossimi capituli.

FPrublemu di latulenza

In l'annu 2019, a staghjoni di a pioggia principia è i mo prublemi cumincianu à peghju. Pensu à cunsultà un altru duttore. À questu tempu aghju pigliatu un totale di quattru medicini. Questi include Thyronorm, una pillola di gas prima di manghjà, Providac è Normaxin. Malgradu à piglià tutti questi medicini, eru assai arrabbiatu. Sti prublemi includenu principarmenti a furmazione di gas è u dolore di gas, a furmazione di l'acidu è l'acidità per u dulore, u nervousness, senza piacè di a vita, cum'è s'ellu a vita hè campata solu per spinghje, perdita di pisu, ancu s'ellu ùn hè micca un prublema, ma u cunnoscu oghje. I mo primi pinsamenti nantu à u pesu eranu diffirenti, aghju persu assai pesu chì vulia ricuperà. Dopu avè a tiroïde, u mo corpu hè diventatu cum'è una pila di sabbia. Fate un travagliu duru è l'altru latu hà usatu per colapsà. Questu hè, un tentativu di aumentà u pesu da una banda è da l'altra banda u pesu utilizatu per diminuisce di novu. In questu modu, a lotta in quantu à u pesu era ancu andata. Un novu prublema hè natu sti ghjorni. A sera da quattru ore à sei ore, u stomacu si gonfiava cum'è un globu. Per via di questu era ancu difficiule di respira.

Videndu tutti questi prublemi, un novu Gastroenterologist (medicu specialista di stomacu) hè statu indicatu à u duttore. U novu duttore hà ancu fattu tutte e so investigazioni di novu. I medicini scritti da ellu eranu quasi i medicini prescritti da i medichi precedenti. L'unica medicina appena introduta era una medicina per a flatulenza. A medicina per a flatulenza hà travagliatu solu per 9 à 10 ghjorni è torna u prublema hè diventatu u stessu. Dopu avè cunsultatu quattru Gastroenterologi (specialisti di stomacu), aghju capitu una cosa assai bè. Avianu utilizatu u numeru massimu di medicini chì avianu. Avà ùn ci era più nunda, ma quellu. Perchè tutti l'esperti prescrivanu u listessu tipu di medicini torcendu.

Inclinazione versu u trattamentu di l'omeopatia

Dopu avè pigliatu u trattamentu massimu in Allopatia, eru inclinatu versu l'omeopatia. Pensendu chì forse stu prublema pò esse trattatu in l'omeopatia, cù questi pinsamenti andavanu à a più grande clinica di l'omeopatia in a cità. Dopu avè vistu parechje dumande è rapporti, hà datu qualchì medicazione. Dopu avè pigliatu sti medicini i mo prublemi sò peghju. Aghju postponutu stu trattamentu quì.

Un'altra cosa chì era cumuni in l'allopatia era chì nisun duttore ùn avia parlatu di l'alimentariu finu à avà. Oghje vene cum'è una sorpresa per mè chì ci hè un metudu cusì grande in quale l'alimentariu ùn hè micca parlatu.

Inclinazione versu u trattamentu ayurvedicu

Quantu duru pruvemu di ricuperà a salute di u nostru corpu. Ma quandu avemu sta salute, allora ùn l'apprezzemu micca. Perchè hè dispunibule gratuitamente. Sapemu ancu u prezzu di l'amore chì luttemu per ottene. Prima sapemu questu, u megliu per noi. Oghje aghju persu a mo salute è a ritruvuta, cunnoscu u so valore. Aghju cunnisciutu u prezzu, per quessa ch'e aghju scrittu stu libru. Per mè sta cunniscenza di a meia hè a cosa più preziosa in u mondu. Miliardi di rupie è gioielli di diamanti costanu zero davanti à sta cunniscenza per mè.

Dopu avè pigliatu u trattamentu cù dui tipi di metudi, quandu ùn ci hè micca una suluzione, allora aghju pensatu à piglià trattamentu cù u metudu Ayurvedic. Arrivatu à un ospedale Ayurvedicu cù tutti i mo rapporti. Dopu avè inspeccionatu tutti i rapporti quì è dopu qualchì questionnaire, hà scrittu qualchi medicina Ayurvedic. Ci era un pocu sollievu da questi medicini Ayurvedic, ma ùn era micca abbastanza. Aghju cuntinuatu à piglià e medicazione per parechji mesi cù u pensamentu chì forse avà sti medicini funzionanu, ma tuttu era in vanu. Oghje, quandu aghju finitu u studiu di l'Ayurveda, vecu chì i medicini Ayurvedici eranu quì in quellu trattamentu, ma Ayurveda ùn era micca quì. Hè per quessa chì l'Ayurveda resta in daretu à l'Alopatia. Oghje aghju sappiutu chì a cunniscenza di l'Alopatia hè assai chjuca davanti à l'Ayurveda. Oghje, un duttore Ayurvedic si tratta di e linee di Allopatia. Ancu più impurtanti cà i medicini Ayurvedic in Ayurveda sò e regule di Ayurveda, chì avemu da seguità. M'arricordu di a mo storia, u duttore solu m'hà datu i medicini, ma ùn hà micca parlatu di i principii di l'Ayurveda, cusì cumu possu avè qualchì benefiziu in u trattamentu. Hè per quessa chì dicu chì ci era a medicina ayurvedica ma ùn ci era micca ayurveda. 2019 era ancu finitu cù l'annu 2018, è i mo prublemi eranu listessi.

Capitulu 2 - Cunnessu à a Natura

Trasferimentu di l'Uffiziu

Da quì un novu capitulu era per esse aghjuntu à a mo vita. U più grande cambiamentu di a mo vita stava per accade. In nuvembre 2019, u mo uffiziu hè statu spustatu in un novu locu. A specialità di questu uffiziu era chì avia dui grandi parchi da ogni latu. A causa di pocu travagliu in l'uffiziu, aghju cuminciatu à passà a maiò parte di u tempu in questi parchi. Dopu à pranzu, andaraghju in u parcu è si mette in terra. Aghju realizatu una cosa chì u mo pranzu era facilmente digeritu. Aviu capitu una cosa chì l'effettu di a natura hè nantu à u nostru corpu. Affetta e nostre malatie. Avà aghju vistu menu in l'uffiziu è più in i parchi. Dui à trè mesi avianu passatu per fà questu.

U primu usu di l'alimentu naturali

Era un ghjornu chì aghju decisu chì perchè micca fà un cambiamentu cumpletu in a dieta. Sta decisione era di manghjà solu insalata per tuttu u ghjornu. A stessa sera compru tutti l'ingredienti di l'insalata è l'aghju purtatu in casa. Ùn aghju mai scurdatu quellu ghjornu di u 5 di ferraghju 2020 chì hà cambiatu a mo vita è a mantene. Cari lettori, ricordate di sta data perchè sta data serà usata parechje volte. In a matina, aghju andatu à l'uffiziu dopu avè manghjatu solu insalata è pigliate solu insalata per lunch. Dopu avè ghjuntu à l'uffiziu, dopu avè finitu alcuni di i mo compiti, sò andatu à u parcu cum'è di solitu. Oghje l'aria in u parcu pareva cusì friddu è fragrante chì ùn possu micca scrive assai in parolle. Dopu avè manghjatu insalata per tuttu u ghjornu, à a sera, era stancu, micca fisicu, ma cù a lingua. Fisicamente, aghju avutu più forza di l'altri ogni ghjornu. Dopu avè battutu da a lingua, pigliu in casa l'alimentu cottu. Allora in generale era felice chì almenu aghju pussutu cunvertisce dui pranzi fora di trè pranzi.

U primu usu di Enema

Dopu à 4 à 5 ghjorni di principià a dieta, aghju ancu compru Enema kit. Aghju fattu a stessa sera chì l'aghju compru. Eru assai vulsutu à fà Enema perchè u mo stomacu ùn era micca pulitu bè per parechji mesi. Hè per quessa ch'e aghju avutu grandi speranze da Enema chì sguassate completamente u stomacu. In l'ultima fase di i prublemi, avia capitu chì, se u stomacu cumencia à pulisce bè ogni ghjornu, allora tutti i mo prublemi finiscinu automaticamente. Per i primi 7 ghjorni, l'enema hè stata fatta à a matina è à a sera è per i 7 ghjorni dopu à una volta, vale à dì in a prima matina. Dopu, u enema hè statu cessatu cum'è u so travagliu era cumpletu. Enema principarmenti pulisce u colon. Dopu chì u colon hè sbulicatu, se l'alimentu puri hè manghjatu, allura u stomacu principia a pulizia automaticamente. Vogliu sparte alcune sperienze relative à Anima cun voi tutti. Mi ricordu sempre di a sera quandu aghju fattu l'enema per a prima volta, cum'è s'è qualchì velenu era esce da u mo corpu. Da l'internu di u corpu, una sustanza nera cum'è carbone hè surtita da l'internu di u materiale di scartu. Parechje mesi di terra era esce oghje. È sta sperienza hè stata cusì tremenda per mè chì aghju spartutu sta cosa cù tutti. Dopu questu effettu di l'enema, ci era una quistione in a mo mente chì perchè ùn sapia micca di l'enema prima.

Beie Sucu Verde

Dopu fattu l'enema, u stomacu era pulitu, ma era abbastanza tardi, vulia chì u stomacu sia chjaru prima di a matina. Per questu, aghju cuminciatu à piglià u zuccaru verde appena svegliatu in a matina. U primu zuccu verde era spinach è tomate. U sicondu sucu verde era da zucca amara. L'un o l'altru di i dui usava cunsumà u sucu. U stomacu diventa chjaru dopu à una ora è mezza dopu à piglià u sucu verde di spinach è tomate. U stomacu hè stata sbulicata solu dopu à una meza ora di piglià u zuccaru di zucca amara. U zuccu di spinaci è di tomate hè assai faciule da piglià, è hà un gustu un pocu diliziosu per beie. Ma piglià u sucu di zucca amara hè un pocu difficiule. U zuccaru di zucca amara causa un dulore ligeru in u stomacu per i primi trè à quattru ghjorni, cusì ùn deve micca panicu. U zuccu di zucca amara pulisce u stomacu assai bè, in altri palori, a paglia elimina a paglia. A malatia ùn era nunda, ma a sucietà stessa.

Cumu fà u juice verde

Sucu verde di spinaci è di pumadoru : - Pigliate a meza mazza di spinaci è un pumadoru. Lavà i dui bè. Tagliate in picculi pezzi è mette in u mixer. Aghjunghjite 150 ml d'acqua è mischjà. Filtrà à traversu un tamisu è beie.

Succo verde di zucca amara: - Pigliate dui o trè zucchini amari di taglia media. Tagliate in picculi pezzi è sguassate i so graneddi. Mettite in un mixer è aghjunghje ancu 250 ml d'acqua. Filtrà è beie, è ancu beie un vetru d'acqua pura.

Aghju cunsumatu u zuccaru verde continuamente per dui anni. In l'inguernu, aghju utilizatu sti dui zucchi verdi in tuttu l'annu, soprattuttu in l'inguernu, aghju utilizatu u zuccu di tomate è u zuccaru amara in l'estiu.

A fine di tutte e droghe

Dopu avè pigliatu solu insalata durante u ghjornu è l'alimentu cucinatu in casa in a cena, tutti i medicini sò stati fermati in i sette ghjorni dopu, solu a medicina Thyronorm cuntinuò. In i ghjorni chì aghju cambiatu a mo dieta, aghju cunsumatu circa 6 medicini, da quali 5 medicini anu finitu.

A Storia di Quitting Thyronorm

Thyronorm, chì hè principalmente una droga di tiroïde, hè prescritta per cuntrullà u nivellu di TSH. Unu di i prublemi maiò è principali di Thyronorm chì aghju avutu hè difficiule di mette in parolle, ma pruvaraghju. Ci era un sensu tremendu in a mo vita dopu avè pigliatu sta medicina. Hè difficiule di mette stu sentimentu in parolle. Ci era una attitudine in fà e cose. Eru energizatu in tuttu u ghjornu. Eru pienu di energie pusitive. Tutte queste cose eranu in mè, ma da quandu aghju cuminciatu à piglià, tutte queste cose eranu sparite da a mo vita. Avà in a mo vita nè quellu sensu tremendu nè quella attitudine. A vita era solu esse campata. Per mè sta vita ùn era micca vita ma era diventata un fardelu. Cum'è s'ellu era statu punitu per qualchì sbagliu è soffrenu quella punizione. Vuliu solu caccià sta pillola. Strategie per abbandunà sta pillola dopu à 10-15 ghjorni di cambiamentu di dieta. L'estratégia era chì aghju reducià a droga à solu 6.25mcg à settimana. Fendu questu, u mo corpu ùn sente micca chì aghju lasciatu a medicina. In quelli ghjorni, aghju pigliatu Thyronorm 50mcg. Ci era ancu una strategia in questu, chì un ghjornu manghjaraghju u 50mcg pienu, è u ghjornu dopu manghjaraghju 37.50mcg, vale à dì 12.50mcg menu. Sè aghju fattu calculi in questu modu, allora aghju manghjatu menu 6.25mcg medicina in una settimana. In questu modu, aghju cessatu a droga sana in un mesi è mezu, riducendu a droga à 6,25 mcg à settimana. Aghju amparatu da l'esperienze passate chì trè ghjorni dopu à abbandunà a medicina, l'effettu negativu vene nantu à u corpu. Hè per quessa ch'e aghju fattu sta strategia chì dopu avè riduzzione di 12.50mcg un ghjornu drittu, u ghjornu dopu, a pillola di 50mcg deve esse pigliata.

Hè a mo spirimintà chì l'occurrence è l'aumentu di TSH, a mancanza di cuntrollu di glucose, l'incidenza aumentata di a pressione sanguigna, esce da u cuntrollu di u colesterolu, etc. hè solu un risultatu, è u travagliu nantu à u risultatu ùn porta micca à successu. Ci hè un mutivu daretu à u risultatu. U travagliu deve esse fattu per quessa. Possu dì questi motivi in solu cinque parolle. Gas, Acidità, Constipation (vale à dì, micca sbulicà u stomacu), Kapha è mente incontrollata. Questa hè a causa di u 90% di e malatie di u mondu. Tutti i medichi di u mondu travaglianu solu nantu à u risultatu, ie sintomi, chì aghju vistu in i mo dui anni di malatia.

Ma l'antica cunniscenza di u nostru paese, Ayurveda, travaglia nantu à sti mutivi. Ma i medichi ayurvedichi d'oghje ùn anu micca seguitu ancu sta cunniscenza, ma copianu altre pathies. Per quessa, u trattamentu Ayurvedic ùn dà nisun risultatu specificu.

A mo sperienza nantu à i testi

Parlu di Test di sangue, CT Scan, MRI, Endoscopia, Colonoscopia. Chì ghjè u significatu di sti rapporti? Ùn dicu nè chì hè cumplettamente senza significatu, nè dicu chì hè cumplettamente senza significatu. Dicu chì un duttore espertu deve sapè ciò chì u prublema hè solu da a descrizzione di una persona di i so prublemi. Ma quì, cù i ditaglii, u corpu sanu hè ancu esaminatu è malgradu questi inspezioni, a suluzione ùn hè micca truvata. Cum'è citatu in Ayurveda, se u travagliu hè fattu nantu à i trè motivi, allora tutte e investigazioni diventeranu senza significatu. Se a causa di u prublema hè solu trè, allora ciò chì hè u bisognu di l'investigazione, perchè micca u travagliu nantu à quelli mutivi direttamente. U quintu mutivu chì aghju dimustratu hè chì a mente incontrollata ùn ne parla mancu. Nisuna macchina in u mondu pò dì i motivi mostrati da mè, ma solu una persona pò dì à quelli prublemi. Allora l'inchiesta ùn hè micca assai impurtante. Ùn aghju micca fattu alcuna prova in l'ultimi dui anni è mezu, nè l'aghju da fà per u restu di a mo vita. Aghju amparatu à esse sanu. Aghju ancu ghjuntu à sapè cumu u corpu diventa malatu. Questu ùn hè micca una grande cunniscenza, pudete ancu sapè.

Salute significa salute in corpu è mente. In l'era d'oghje, solu u corpu hè trattatu, chì ancu nantu à i sintomi è micca nantu à a causa, nimu tratta a mente in tuttu. A menu chì travagliammu nantu à i dui prublemi inseme, ùn averemu micca tutti i benefici. Dunque, inseme cù l'alimentu ghjustu è naturali, unu deve esse assuciatu cù spiritualità. L'alimentu naturali guarisce u corpu è a spiritualità cura a mente.

Un novu prublema dopu un mesi di dieta

Ci hè una storia quasi dopu avè principiatu a dieta, da quale avete da amparà assai. 10 March 2020 U ghjornu di Holi, alcuni di i mo amichi venenu in casa. Videndu u mo corpu, Anu cuminciatu à dumandà s'è vo site bè, avete diventatu assai debule. In questu modu, quellu chì vede a mo cunniscenza dicia solu una cosa: chì site diventatu assai debule. Ma u ghjornu di Holi, a manera ch'elli anu dumandatu a quistione, aghju pigliatu troppu seriu. Avà aghju cuminciatu à pensà à guadagnà pesu da quì. Pensu assai di ciò chì manghja per guadagnà pesu. Aghju avutu i megliu risultati da a dieta in un solu mese, per via di quale aghju avutu ancu a cunniscenza di l'alimentu ghjustu è sbagliatu. Per quessa, ùn pudia manghjà u listessu alimentu cum'è prima. Se l'avessi fattu, i mo guai avissiru vultatu, era sicuru è sapia bè. Aghju capitu una idea. Pensu perchè ùn manghja micca Protein Whey. Aghju fattu una ricerca nantu à a proteina di u latte, scupertu chì hà ancu trè qualità, una Simple, secondu Isolate, terzu Hydrolysed. A differenza hè chì Simple hè pisanti per digerirà, Isolate hè megliu cà quellu, è Hydrolyzed ùn deve esse digeritu, hè Direct Assorbed. Hydrolyzed hè cusì caru sicondu i so tassi chì assai pochi persone a compranu. Aghju urdinatu l'idrolizatu, pensendu chì u fastidiu di a digestione deve esse, deve esse assulutu direttamente. Mangiu sta proteina di u latte per circa trè à quattru ghjorni è vede chì ci hè assai ardenti in l'urina. Dopu chì aghju cessatu di manghjà. Mi dumandava per quale aghju guadagnatu pesu. Mentre chì cù a dieta ch'e aghju pigliatu, i mo prublemi sò ridotti da 90%, è seraghju sanu sanu in u futuru. Per quelli chì aghju guadagnatu pesu, ùn vinaranu micca à purtà i mo guai, l'aghju da purtà. Allora perchè duverebbe sente à qualcunu ? Dopu à quellu ghjornu, quellu chì mi parlava rispundava chjappendulu di manera chì a so bocca si chjudessi. Sè ognunu sapi da quì, allura vi darà una risposta assai cattiva. Da quì à oghje ùn aghju mai pensatu à guadagnà pesu.

Una cosa più ch'e vogliu sparte cun voi chì in u 2012, 2013 è 2014 andava in palestra. Ùn aghju mai pigliatu Supplementi è Protein Powder ancu dopu avè fattu a palestra. Ma fighjate à u mo intellettu quì oghje, solu per fà chì u mo corpu pare bè. Oghje

campemu una vita di spettaculu, ùn ci importa micca cumu si face u nostru corpu da l'internu. Per quellu episodiu, aghju rinunciatu cumplettamente à a vita di l'apparenza. L'unica diferenza chì m'importa hè s'ellu sò forte è sanu da l'internu, chì a mo mente hè piena di pinsamenti pusitivi o s'ellu sò pienamente energizatu o micca.

Certi cambiamenti in l'alimentazione naturale durante u Lockdown

Finu à avà, aghju cunsumatu solu insalata per ghjorni interi è in cena l'alimentu cucinatu in casa. Ma sapia chì se vogliu ricuperà cumplettamente, allora ci serà ancu un cambiamentu in a cena. L'alimentu chì aghju pigliatu per a cena hè a siguenti, 4 rotis di granu, lenticchie (principalmente moong masoor è urad dal) tempering è verdura cù spezie. Tutti i trè di sti cosi avianu a causari prublemi. I so prublemi sò i seguenti: u pane di granu in l'intestini, è appena bevemu l'acqua, l'acqua righjunghji l'intestini, u gasu principia à furmà. Tutti i legumi facenu gasu è se u corpu hè acidicu, allora pruduce ancu acidità. Ma duvete nutà una cosa chì tutti i legumi facenu gasu sia una persona sana o una persona malsana. I vegetali cù tempera è spezie pruducenu gasu è acidu. Ma l'interessante da nutà quì hè chì ancu una persona sana cunsumà i legumi pruducerà gasu. Dunque una persona sana deve nutà chì i vegetali sò megliu cà i legumi. Ùn vi preoccupate micca di Protein, parleraghju più in più di a so megliu fonte. Per questi mutivi, era necessariu di cambià a cena. Ancu s'ellu ci sò tutti i ditaglii chì aghju datu quì, ùn aghju micca avutu sta cunniscenza allora, ma certamenti sapia chì ci sò prublemi in questi cibi, perchè cambiendu a dieta di u ghjornu, aghju amparatu chì quale hè a differenza trà l'alimentu cottu è crudu. manghjà. Per questi mutivi, vulia cambià u pranzu di cena.

Cum'è un esperimentu, aghju urdinatu alcuni prudutti in linea. In quale ci era principarmenti trè cose, Rice Brown, Millets è Avena. Aviu avutu à manghjà una per una è assicuratevi chì cosa face gasu è acidu è quale ùn hè micca.

Un altru cambiamentu durante u Lockdown

Induve finu à avà manghjava solu insalata tuttu u ghjornu, aghju fattu alcuni cambiamenti durante u bloccu. Avà aghju cuminciatu ancu à manghjà frutti. In i frutti, aghju manghjatu tutti i frutti unu per unu è mantene a nota di a so Positività è Negatività. Trà i frutti ch'e aghju manghjatu eranu mela, papaia, uva, banana, ananas, grana, etc. Aghju manghjatu tutti questi in parechje manere diffirenti cum'è manghjà unu per unu è 2- 2 è

Manghja 3-3 frutti inseme. U megliu chì hè surtitu hè chì hè sempre megliu per manghjà solu un fruttu à tempu. U megliu di i frutti chì sò venuti à mè era papaia. A papaia hè cusì grande chì stu fruttu hè sempre inclusu in a mo dieta è hè sempre stata inclusa in a mo dieta per l'ultimi dui anni è mezzo. In questi ghjorni, aghju pigliatu papaia in a mattina dopu avè bevutu u zuccaru verde. À questu tempu aghju cuminciatu à manghjà solu banane. A banana hè un pocu pisanti per digerisce, cusì dopu à un mesi è mezu di dieta, hà cuminciatu à manghjà banana. I migliori qualità chì aghju vistu in banana eranu, unu riceve assai forza manghjendu, in segundu ci sò parechji elementi chì mantenenu i musculi felici è mantenenu i musculi rilassati. Se qualchissia soffre di insomnia, deve manghjà banana. Avà discute cun voi tutta a dieta durante u marzu 2020. Appena vi svegliate in a matina, un sucu verde, papaia versu 9.00 pm, 12.00 insalata di banana è cena per tuttu u ghjornu sò datu quì sottu.

Quale hè diventatu u megliu trà Millet, Brown Rice è Avena

Prima di tuttu, u rossu marronu hè statu fattu è manghjatu cum'è khichdi, mi piaceva megliu cà lenticchie, rossu biancu è roti di granu. U risu marronu hà dimustratu risultati megliu in gas, acidu, stinimentu, ecc. U risu marronu era megliu cà roti è legumi, ma tuttu ùn era micca bonu. Avà aghju cuminciatu à manghjà avena. L'avena hè diventata assolutamente inutile è avia prublemi di digestioni. Avà era u turnu di Millets. Ci era assai timore in a mo mente per Millets, perchè ùn avia mai manghjatu Millets prima. A parte di questu, a quantità di fibra in Millets Millets hè ancu alta, perchè ùn pò micca esse digeritu. Cù tutte queste dumande, Millets hè stata finalmente fatta. U risultatu chì aghju avutu dopu à manghjà era completamente oppostu à u mo pensamentu. Era assai ligeru per digerirà. Stu gasu era megliu cà tutti i cereali in quantu à l'acidità è a stitichezza. Da marzu 2020 finu à oghje agostu 2022, manghju solu Millets in cereali. Ùn aghju mai vistu un granu megliu cà questu.

Una nova strategia per sguassà a rigidità abdominale

I mo prublemi eranu spariti da 80% à 90% in pochi ghjorni. U stessu percentinu di benefiziu hè statu ancu ricevutu in a rigidità di u stomacu, ma ci era ancu una certa tensione è rigidità. Aghju sempre vulutu ottene u mo corpu 100% cum'è prima. Ùn era micca prontu à cumprumette ancu un pocu. Aviu avutu à sapè chì, se a rigidità è a tensione di u stomacu deve esse eliminata, allora deve esse riposu per uni pochi di ghjorni. Piglià u riposu significava solu interrompe l'alimentu solidu per uni pochi di ghjorni è vene à una dieta liquida. Avà avia cuminciatu à manghjà solu anguria è melone per tuttu u ghjornu. In una settimana, aghju avutu successu in a mo strategia. U mo stomacu era cumplettamente rilassatu, a rigidità è a tensione di u stomacu anu sparitu à 100%. Ùn hè micca faciule fà tuttu questu, ma quellu chì hà u desideriu di ottene u so vechju corpu, certamenti farà.

Novu Cunniscenza nantu à a Formazione di Gas

In a descrizzione di sopra, avete vistu chì aghju vistu cumu si sbarazza di a rigidità è a tensione di u mo stomacu manghjendu u melone è u melone per tuttu u ghjornu, vale à dì venendu in una dieta liquida. Ma dopu à sta dieta, un prublema era ghjuntu, chì era chì u gasu hè statu pruduttu in u stomacu. Ùn pudia capisce chì quandu tuttu u mo trattu digestivu (stomacu) hè sbulicatu è aghju pigliatu l'alimentu puri allora perchè stu gasu hè furmatu. À quellu tempu, u gasu è l'acidu ùn eranu micca menu di un mostru spaventoso per mè. Ùn hè micca cusì faciule cum'è pare, è sta cosa hè ben cunnisciuta da a persona chì soffre di gas è acidità. Avà aghju cuminciatu à investigà i mutivi di questu, dopu chì aghju ghjuntu à cunnosce un'altra causa di a furmazione di gas. Aviu digià cunnisciutu di e duie ragiuni basi per a furmazione di gasu, cum'è a prima causa di a radica hè a terra in u stomacu è a seconda causa di a radica hè l'alimentazione di gasu chì pruduce l'alimentu. A terza causa radicali chì hè ancu a cunniscenza finale per mè hè chì s'ellu ci hè secca in u stomacu, allora u gasu serà generatu. A rugosità nasce quandu sguassate u grassu. È questu hè ciò chì aghju fattu, u mo corpu hè stata purificata cusì tremendamente manghjendu u zuccaru verde è u melone d'anguria tuttu u ghjornu di a matina chì a grassa di a via digestiva era sparita. Ghee di vacca indigena hè usata per rinvià a liscia à a pista digestiva è per caccià a secchezza. Quandu mi manghjava u millet à a sera, aghju manghjatu dui à trè cucchiai di ghee mischju cun ellu. U prublema di gasu avia sparitu cumplettamente in unu à dui ghjorni. Dopu avè cunsumatu ghee continuamente per 7 ghjorni, u so cunsumu hè statu cessatu. U travagliu di ghee era finitu. Questa era l'ultima saviezza per mè. Sta cunniscenza pò esse chjuca in i vostri ochji, ma vi sbagliate perchè s'è vo vince u gasu, allora u 70% di e malatie di u mondu seranu sottu à u vostru cuntrollu. U gasu ùn hè micca cusì faciule cum'è vede.

Cumincià Millet duie volte

Per trè à quattru mesi, l'alimentu coccu hè cunsumatu solu à un tempu in a notte in quale solu Millets sò manghjati. Dopu chì aghju fattu un grande cambiamentu in a mo dieta è cuminciaru à piglià Millets duie volte. Unu dopu meziornu trà unu è trè ore è l'altru à cena.

Ci era ancu un certu gradu di acidità

Ancu dopu à quattru à cinque mesi di dieta, un certu gradu di acidità era sempre. Oghje sò assai bè, se vulemu un corpu vechju è sanu cum'è prima, allora l'austerità di sta dieta deve esse fatta per un minimu di un annu è mezu. Duranti stu vi sarà ancu avè a cunniscenza di l'alimentu ghjustu è sbagliatu. Dopu questu, ancu dopu chì stu periodu hè passatu, continuerete sta dieta. Quelli chì ùn seguitanu micca sta dieta pensanu chì quelli chì facenu sta dieta anu rinunciatu assai. Ma u mondu sanu chì face sta dieta sà chì ogni persona chì hè partita hè assai pocu, ma hà assai. Dopu avè fattu sta dieta, aghju avutu queste cose gradualmente. Vechju corpu slim è sanu, Sempre Calmu è Rilassate in u corpu, Siate pienu di Positività, Mantene a mente calma Per esse sempre energizatu, una freschezza in u soffiu, per avè un sensu di serviziu, vale à dì Serve a Natura, etc. In a vita di ogni ghjornu. , A ghjente prova assai dura per ottene elli, ma tuttu questu hè facilmente ottenutu cù l'alimentu ghjustu, sanu è naturali. Hè per quessa chì lascemu pocu pocu, ma ne ricevemu più.

Dunque, s'ellu ci era un pocu acidità malgradu a dieta di quattru mesi, ùn hè micca un grande affare. L'acidità hè ancu principalmente per trè à quattru motivi. I mutivi per quale questu succede, chì aghju cunnoscu da e mo spirienzi, vi prisintà quelli ragiuni davanti à voi. Quandu u gasu hè furmatu in u stomacu è ùn pudete micca espulsà, allora u gasu circula in tuttu u corpu è quandu u gasu hè u stomacu (a parti suprana di u stomacu induve l'alimentu entra prima è hè divisu in picculi pezzi da l'acidu) entra. . Dopu avè righjuntu u gasu à u stomacu, u stomacu sente chì qualcosa digerible hè ghjuntu, è l'acidu cumencia à espulsà. Dunque, ogni volta chì u gasu hè furmatu è s'ellu ùn pudete micca espulsà u gasu, allora l'acidu serà ancu furmatu in u to stomacu. A seconda causa principale di l'acidità hè l'alimentariu. Sapemu chì u gustu di tutti l'alimenti ùn hè micca uguali, qualchì cibo hè friddu, qualchì cibo hè caldu è qualchì cibo hè mediu, vale à dì ancu. Quelli chì aghju cunnisciutu cum'è Acidic sò i seguenti rispettivamente. U latti hè l'alimentu più acidu. Inseme cù Acidic, inganna ancu è crea ancu Chakravyuha. Duvete esse pensate di quale tippu di discussione parlu. Capemu. Sì avete l'acidità è si beie u latte friddu, allora a vostra acidità si calmarà quì, ma ricordate chì l'acidità successiva farà stu latte. In questu modu vi sò intrappulati in u so ingannu è labirintu. Aghju passatu solu dui anni in prublemi, certi pirsuni perdenu a so vita sana, ma ùn sò micca capaci di truvà u nemicu. Cum'è avemu pigliatu l'esempiu di u latti, à un mumentu face bè ma à u sicondu mumentu face ancu male. Hè per quessa ùn pudemu micca capisce chì u latti hè male. U nemicu deve esse ricunnisciutu prima di mantene l'inimicu luntanu da ellu stessu. Quì per latti, vogliu dì latti cum'è cagliata, burro, latte, tè, caffè, è tutti i dolci fatti di latti. U terzu alimentu chì forma l'acidu hè ogni tipu di legumi. Ci vole à sapè chì, se l'acidu uricu aumenta in qualcunu, allora u duttore li pruibisce di manghjà e cose ricche di proteini, chì cuntenenu principarmenti i legumi, chì avemu cunsumatu per cumpiendu a proteina. È duvete ancu nutà una cosa chì tutti i polsi facenu gasu, chì hè una materia sfarente, pudete espulsà u gasu, perchè ùn avete micca prublema di manghjà i legumi. Una quistione pò esse in a vostra mente chì forse u sistema digestivu di qualcunu hè debule, per via di stu gasu hè furmatu. Allora vogliu dì chì, in più di manghjà Millet 4 banane, è altri frutti, aghju manghjatu ancu 100 grammi di cacahuete biulogica soaked. Puderà digerisce i cacahuete crudi ogni ghjornu in una tale quantità hè a prova in sè stessu chì u sistema digestivu è u focu digestivu sò forti. L'acidità hè fatta da l'acqua. L'acqua di certi lochi hè acida, cusì beie menu acqua perchè quandu manghjate frutti è ligumi, u bisognu di l'acqua serà menu perchè cuntenenu solu circa 95% acqua.

Ancu s'è a mo acidità era più di 90%, ma una parte era sempre quì, è aghju utilizatu desi mishri indianu per quessa. In i prossimi 7 à 8 mesi, l'acidità era 100%. Aghju sparte cun voi un incidente ligatu à l'acidità. L'acidità distrughje u stomacu cusì male chì ancu dopu à 4 à 5 mesi di dieta, ùn pudia mancu pronunzia Om. Om hè prununziatu cù u Track Digestive cumpletu. In quale sò inclusi i trè parti di u to stomacu, a gola è a lingua. Dunque hè assai impurtante di fà a dieta per un longu periodu.

Cerca qualcosa di putente

E cose chì aghju cunsumatu finu à avà in l'alimentariu, era una spezia di Dieta Guarigione. Ma avà dopu à 8 mesi u mo sistema digestivu era cumplettamente forte. Avà vulia fà alcuni cambiamenti in a dieta. Dopu à sta dieta, u mo pesu era ancu ridutta assai. Chì vulia ricuperà di novu. Ùn pudia micca cunsumà latti mentre campava in a cità. Chì aiuta assai à cresce u pesu. Un altru modu era di cunsumà frutti secchi. Ma ùn era micca faciule di digerirà frutti secchi. Prima aghju cuminciatu à manghjà cacahuete. L'arachidi pò ancu esse manghjatu in grande quantità è ferma in u budgetu. A mo prima sperienza cù Peanuts hè stata assai male. Perchè era assai caldu. À quale aghju lanciatu tutte e cacahuete in furia. Ma era assai faciule di digerirà. Avà capitu una cosa, se in qualchì modu u so calore hè cuntrullatu, allura pò esse inclusu in a dieta di ogni ghjornu. L'arachide chì aghju purtatu era Roasted Peanut.

Avà sta volta aghju purtatu arachidi crudi. È l'hà imbulighjatu per 8 ore è manghjatu. Avà era un pocu pisanti per digerisce, ma u caldu chì era parte di questu, vale à dì, u calore s'hè andatu. Dopu quì aghju fattu alcuni cambiamenti, cercatu cacahuete biulogica è ùn ci era micca mancanza in u mercatu lucale, ma era dispunibule in linea. Da tandu finu à oghje, cunsumu cacahuete biulogica imbulighjate per almenu 8 ore da circa 50 grammi à 100 grammi.

Cumplementa a mo proteina è cumpia ancu grassu bonu. In a mo sperienza hè a cosa più putente in u mondu. Quandu aghju principiatu questu, prima chì aghju avutu per caminari circa unu o dui kilomitri in u parcu, ma dopu avè cunsumatu, aghju cuminciatu à caminari continuamente per 8 à 10 chilometri. Alcune altre esperienze chì aghju avutu sò i seguenti. Prima, a pelle hè morbida significa chì i capelli restanu assolutamente setosi. Questu hè, u so effettu hè ancu nantu à i capelli è a pelle. Aghju trovu chì hà u megliu livellu di prutezione. Hà u nivellu di proteini di latti. Tutti sapemu chì u latti hè di a più alta qualità perchè tutti l'aminoacidi si trovanu in questu. Ma ci sò parechje disadvantages di u cunsumu di latte, cusì hè megliu cunsumà Peanuts Organic.

Cumincià à manghjà Millet trè volte

Avete vistu cumu manghjava più crudu è menu cottu durante a fase iniziale di a dieta. Dopu quì, aghju cuminciatu lentamente à aumentà a quantità di l'alimentu cottu. U mutivu di fà questu era chì in u principiu u corpu avia bisognu di una dieta più curativa è cum'è u corpu guarì, aghju cuminciatu à aumentà a quantità di cibo cottu. Ma ricordate, aghju manghjatu solu millets. Ùn si manghja micca granu di roti, risu è legumi. Aghju cuminciatu à manghjà Millets trè volte dopu à circa 8 à 10 mesi.

Intruducendu i vegetali di Tempering and Seasoning

Ùn hà micca manghjatu tadka è ligumi speziati per quasi un annu. Aghju avutu tuttu u benefiziu. Aghju fattu penitenza per un annu, ma aghju da ottene u risultatu per u restu di a mo vita. A causa di questu, u mo sistema digestivu hè diventatu assai forte è aghju pussutu ripiglià u mo vechju corpu. Quellu vechju corpu in u quale tuttu ciò ch'è tù ci mettessi digeriva tuttu. Oghje aghju avutu duie cunniscenze, un corpu hè una cosa assai preziosa, a cosa più preziosa in u mondu sanu, ùn mette micca a basura in questu, aghjunghje solu più è più alimentu naturali vivu è cibo puro cucinatu in casa. A seconda cunniscenza acquistata hè chì unu cunnosce a differanza trà l'alimentu sbagliatu è ghjustu. Ancu l'alimentu sbagliatu hè ancu bonu per vede da sopra, è vi vede ancu chì u mondu sanu hè manghjatu, ma hè sbagliatu. U ghjornu chì ogni persona hà sappiutu di l'alimentu ghjustu è sbagliatu, in quellu ghjornu tutti l'uspitali sparissi da u mondu. Attualmente avemu capitu chì a malatia hè in u corpu, mentri a realità hè chì a malatia hè in l'alimentariu. Allora chì u trattamentu deve esse u vostru o l'alimentariu. In altri palori, si pò dì chì a malatia ùn hè micca voi ma l'alimentariu. A mo quistione per voi hè chì hè u vostru corpu? U vostru corpu hè alimentu, cum'è manghjate, cusì u vostru corpu diventerà.

Dunque ùn manghjate micca solu per suddisfà a lingua, ma sceglite ciò chì hè l'alimentu ghjustu per u corpu. È questu hè ciò chì aghju fattu, cuntrullava a mo lingua è ùn manghjava micca verdura tempering è spiced per un annu. Ma oghje cunsumu ligumi cù tadka è spices. Ma ricordate, aghju manghjatu sempre millets in cereali.

Villain è Eroe Secondu Circunstanze

Parechje pranzi ponu esse un Villain o Eroe per una persona particulare secondu e circustanze. Vogliu spiegà à voi attraversu un esempiu. I cacahuete organici sò una cosa bona è grande. Hè ancu cumplettamente puri è per esse organicu, hè ancu liberu di sustanzi chimichi. Se una persona sana manghja stu cacahuete organicu, allora hè un eroe per ellu, ma se una persona malsana manghja, soprattuttu quellu chì u sistema digestivu hè debule, allora agirà cum'è un cattivu per ellu. Perchè a persona chì u sistema digestivu hè debule, ùn hà micca digeritu è per mancanza di digestioni, ama serà furmatu in u corpu, chì hè un velenu lentu. Allora manghjate solu ciò chì pudete digerisce, micca ciò chì l'alimentu cresce. Questu aghju datu un esempiu di una cosa bona, avà daraghju un esempiu di una cosa cusì chì hè Villain per tutti, ancu s'ellu hè digeritu bè. U latti dispunibule in u mercatu o in città. Hè una materia diversa chì pudete micca vede a so negatività in un ghjornu, ma agisce cum'è un velenu lento per voi. Pigliemu un altru esempiu, soprattuttu tutti i fast food chì sò stati bolliti in oliu, se u stessu fast food deve esse fattu più dannusu, allora assume ancu chì hè fattu di maida o di farina di grammu. Questu hè ancu un Villain per tutti. Ùn hà micca qualità eroiche. Funziona ancu cum'è Slow Poison. Ci hè una cosa speciale nantu à i Villani chì facenu velenu lento, a nostra vita cuntinueghja è ùn li cunnosci mancu cum'è Villani. Ancu quandu simu malati, à quellu tempu ùn sapemu ancu quale cibo hà da agisce cum'è un Villain per noi è chì cibu hà da esse un eroe. Believe me, s'è vo amparà à separà Villain è Hero food, allura e malatie stanu luntanu da voi. È una cosa più impurtante chì duvete implementà in a vita hè chì duvete sempre manghjà l'alimentu cunsiderendu u vostru focu, qualità è difetti. Perchè e trè qualità sopra citate ùn sò micca sempre listessi, assai cose l'affettanu. cum'è u clima. U vostru focu, virtù è difetti ùn restanu micca listessi in ogni stagione. U tempu aghju datu solu un esempiu, ci sò parechji altri fattori chì l'affettanu. Spiegheremu in dettagliu nantu à Agni, Gunas è Doshas in un capitulu intitulatu Learning from Ayurveda.

A mo sperienza nantu à l'oliu di cucina

Tutti l'olii di coccia utilizati in l'alimentariu parenu uguali, ma in a realtà ùn hè micca. Certi pirsuni dicenu chì l'oliu di cucina hè dannosu per a salute. Ùn sò micca d'accordu cù u so puntu. Ma dicu ancu chì l'oliu di cucina hè u più grande nemicu di a nostra salute. Avete da pensà cumu possu dì e duie cose à una volta. Allora hè necessariu di capisce a realità di l'oliu di cucina. L'oliu di pressa fredda hè una medicina. Pressu friddu significa oliu di cucina chì ùn hè statu bollitu ancu una volta. Nota chì l'oliu di cucina chì si trova in a vostra cucina hè ancu bollita una volta. Hè una materia diversa chì ùn sapete micca ancu. L'oliu di coccia chì hè stata estratta da u prucessu di pressa fridda hè l'unicu oliu chì ùn hè micca bollita. Avà, se l'oliu chì si trova in a vostra cucina hè estrattu da u prucessu di pressa à friddu, allora ancu travaglià cum'è medicina. Avà a storia vera hè chì più volte l'oliu hè bollita, più velenu hè. L'oliu chì si trova in a vostra cucina hè stata bollita una sola volta, perchè ùn avete micca bisognu di preoccupari, ancu s'è vo aduprate pressa fridda, serà assai megliu per a vostra salute. Ma sapete, quante volte chì l'oliu hè stata bollita dopu avè andatu à u mercatu è manghjà fritte, ancu s'è dicu 1000 volte, hè menu. Perchè quellu oliu ùn cambia mai, ellu bolli a listessa barra d'oliu bollita una volta è una volta è una volta finu à chì esce. Ùn manghjate micca un alimentu andendu à u mercatu, ma manghjendu velenu. Solu ùn sapete, perchè questu hè un velenu lentu, sguassate lentamente a salute, cusì ùn puderà mai fà. U latru hè prisente trà voi, solu ùn sapete. Tramindui l'olii pareanu uguali cù l'ochji, cusì ùn avete micca fiducia in l'ochji, ma ci hè una cosa chì pò scopre, chì hè e cellule di u vostru corpu. I guarantisci chì u nostru corpu ricunnosce ogni alimentu ghjustu è sbagliatu, ma ci hè dettu di attentu à u corpu. Videte una persona meditante dandu l'alimentu sbagliatu, vi diciarà in un pizzicu, a Positività è a Negatività di quellu alimentu. Avete da pensà chì mi smarrà da u tema. No, a meditazione significa chì a meditazione hè una parte di a salute. Hè per quessa chì in questu libru, inseme cù a cunniscenza di l'alimentariu, uttene ancu e regule di Ayurveda è i versi di Bhagvat Gyan, vale à dì Bhagwat Geeta. È vi assicuratevi, questi trè anu cuntribuzione sana à a vostra salute. Ùn scriveraghju nunda in vanu in stu libru.

Puderete vede a Positività è a Negatività di l'Oliu in i prossimi temi. In Liver cleanse Topic, vi vene à cunnosce circa la pusitivitati di l'oliu è in My Experience on Fast Food Topic vi vede a negatività di l'oliu.

A mo sperienza nantu à u fast food

In uttrovi 2020, vulia fà una nova sperienza, quantu fast food afecta u nostru corpu. Dopu tuttu, ciò chì ci hè in fast food chì dannu u nostru corpu, dopu tuttu, hè l'alimentu stessu, cumu pò dannà u nostru corpu. Pigliendu tutte queste dumande, aghju cuminciatu à manghjà fast food. U ghjornu ch'e aghju manghjatu fast food, mentre dorme quella notte, una cosa, u sangue curria assai veloce in u mo corpu, in segundu ùn era micca capaci di piglià u respiru in u megliu modu cum'è l'aghju usatu per piglià in u megliu modu in l'altru. ghjorni. Se ùn site micca capaci di capisce ciò chì aghju dettu, spiegheraghju cù un altru esempiu. Avete mai statu à e muntagne di l'Himalaya, quandu ghjunghjemu à quelli colline, quantu meravigliosamente respiramu, tuttu u corpu si sente ligeru, è a mente hè piena di gioia, perchè succede questu, sapete, u vostru ossigenu puru hè andatu. in u corpu, in abbundanza, a terza negatività ùn hè micca pulita bè, è sapete l'effettu latu di ùn pulisce u stomacu bè, chì 90% hè a porta di a malatia.

Se andate in Fast Food, uttenerete e cose. Unu, a maiò parte di fast food hè fatta da maida è farina di grammu. U prublema di manda hè chì si va à dorme in u stomacu, vogliu dì chì u stomacu ùn hè micca pulitu perchè si ferma in l'intestini stessu. Besan fa gasu, è vi vede u putere di u gasu da u principiu di stu libru. U listessu gasu m'hà fattu viaghjà finu à u sbilanciamentu di a tiroïde. È dui anni di dulore separatamente. U sicondu prublema cù fast food hè chì l'oliu in u quale hè fattu hè stata bollita parechje volte. Più l'oliu hè bollita, u più velenu diventa. Ciò chì aghju descrittu sopra chì u soffiu si ferma, hè per via di questu oliu bruttu.

Amparate da Liver Cleanse

Quì vi dicu un mètudu unicu di Liver Cleansing. Quì ùn aghju micca sceltu u tema di a purificazione di u fegatu per dì cumu fà a purificazione di u fegatu, piuttostu aghju sceltu questu tema per sapè cumu l'oliu di pressa fridda funziona cum'è una medicina.

Allora aghju fattu sta purificazione di u fegatu è ciò chì positività fisica aghju vistu dopu a purificazione di u fegatu, discuteranu ancu.

Aghju fattu questu Liver Cleanse intornu o intornu à nuvembre 2020. Esige trè cose. Unu Salt d'Epsom, l'altru Oliu d'Oliva Vergine Extra, u terzu Sucu d'aranciu o di mandarina, vale à dì Sucu d'agrumi. Avemu da beie secondu noi. Diciamu chì u mo pesu hè 60. Aghju manghjatu qualcosa dopu meziornu. À 6 ore di sera, beiu 12 grammi di sal di epsom mischju cù 250 ml d'acqua. À 8 ore di sera, beiu 12 grammi di sal di epsom mischju cù 250 ml d'acqua. U gustu di u sali di epso hè assai stranu, ùn hè micca borra, hè borra in un solu colpu. À 10 ore, beiu 120 ml di zucca di agrumi mischju cù 120 ml d'oliu d'oliva extra virgin. Per una meza ora, dorme nantu à u latu chì hè Liver vale à dì à u latu drittu. Dopu à quessa, dopu à una meza ora, andaraghju à dorme nantu à u mo latu cum'è per i mo cunfortu. Aghju ancu andà à u toilette duie o trè volte in a notte, induve u mo stomacu hè pulitu duie o trè volte. À 6 ore di a matina, beiu 12 grammi di sal di epsom mischju cù 250 ml d'acqua. À 8 ore di a matina, beiu 60 ml d'oliu d'oliva extra vergine mischju cù 60 ml di zuccaru di agrumi è dorme nantu à u mo dirittu per una meza ora. À 10 in a matina di novu, beiu 12 grammi di sal di epsom mischju cù 250 ml d'acqua. Eccu a mo purificazione di u fegatu hè finita. Avà vi dicu ciò chì aghju trovu fendu questu. Dopu chì a purificazione di u fegatu hè finita, andu à u toilette circa 4 à 5 volte, induve u mo stomacu hè pulitu u listessu numeru di volte. Certi scarti esce da u corpu. Unu di elli era surtitu da qualchì culore verde. Mi sentu assai ligeru. A sera, aghju eserciziu ogni ghjornu in quale aghju ancu fà push ups. Nanzu, quandu aghju usatu Push Ups, u mo respiru hà cuminciatu à gonfià è ci era un ligeru dulore in u pettu. Ma in l'eserciziu d'oghje e duie cose eranu sparite. È finu à a data ùn ci hè nè dolore in u mo pettu è respira ancu in u megliu. A mo digestione era diventata assai bona. Ancu s'ellu sapete chì era stata di circa 9 à 10 mesi ancu dopu chì era in una dieta, è aghju avutu tantu benefiziu da quella dieta chì più scrivu, menu aghju. Malgradu quellu benefiziu, aghju pussutu sente i benefici di Liver Cleanse assai bè.

Avà, aghju da mette davanti à voi a cunniscenza chì aghju ottenutu da Liver Cleanse. L'oliu di pressa fredda pulisce u sistema nervu. A sparizione di u dolore toracicu ligeru è l'essenza di respira era a prova chì i mo nervi s'eranu sbulicati completamente.

In questu modu, Oliu hè Villain è Oliu hè Eroe. L'oliu chì hè bollita una volta è torna hè Villain è l'oliu di pressa fridda, vale à dì chì ùn hè micca bollita ancu una volta hè l'eroi. L'oliu di pressa fredda tira a terra da e parti di u corpu è a porta fora di u corpu.

Cari Lettori, aghju discututu Liver cleanse per dimustrà l'impurtanza di l'oliu di pressa fredda. Ancu s'ellu era faciule per mè di fà, ma sempre s'ellu ci vole à fà, allora fate sottu à a tutela di una persona esperta.

Cari lettori, scrivu stu libru in Aostu 2022 è oghje aghju seguitu a mo dieta per quasi dui anni è sette mesi. Duranti questi dui anni è sette mesi, aghju fattu parechje mudificazioni in a mo dieta. Cum'è a necessità hà sviluppatu, cusì hà fattu e mudificazioni. Avà discuteraghju cun voi tutta a mo dieta mudificata, chì aghju cambiatu mesi dopu mesi. Puderete amparà assai da questu.

Cosa hè a malatia?

Lasciami sparte cun voi a malatia chì aghju da cunnosce da l'esperienza di a mo vita. A piantà hè una malatia. Chì hè questu fermu è quale si ferma è induve hè firmatu ? Hè tuttu ciò chì avete bisognu di sapè. Sta malatia ùn pò mancu toccu. Ci sò trè blocchi in u nostru corpu. Questi trè ostaculi sò indipindenti in elli stessi. Questu hè, pò esse un ligame di questi trè blocchi, è questi trè blocchi ponu ancu travaglià indipindente. In questu, ciò chì scrivu prima, a so impurtanza hè più di l'altri dui, ma tutti i trè anu uguali impurtanza. U primu bloccu si trova in u sistema nervu. Quì l'obstrucczione hè duvuta à dui motivi. U primu hè a quantità alta di zuccaru in u sangue. U zuccheru hè appiccicosu, bastone. Se ci hè una quantità eccessiva di zuccaru in u sangue, u sangue ùn serà micca capaci di flussu bè. Ci hè circa 5,5 litri di sangue in u nostru corpu. U nostru core pompa sangue da u core à u corpu circa 72 volte per minutu. Quandu pompa una volta, manda 70 ml di sangue. Simplemente significa chì a quantità di sangue in u nostru corpu circula in tuttu u corpu in solu un minutu. In altre parolle, pudemu dì chì 5 litri di sangue circula 1400 volte in tuttu u corpu in 24 ore. Avà da tutte queste cose, avete bisognu di cunnosce l'impurtanza di pulisce u sangue. Pensu chì ùn vulete più tene u sangue bruttu. A seconda sucietà hè causata da l'oliu in u sangue. Una volta l'oliu bollita s'accumula in i nervi è pruduce un bloccu. U cori è u corpu sanu anu da suppurtà u pesu di sti dui tipi di terra chì s'accumula in i nervi. U core hà da travaglià più dura per pompà u sangue in tuttu u corpu. S'ellu vi fassi fà più travagliu chè a vostra capacità, ciò chì succede, succede solu cun voi, succede cù u core. Duvete avè capitu a fonte basica di e malatie core. U ligame direttu di a pressione di sangue è u colesterolu hè cù u core.

U secondu bloccu si trova in a pista digestiva. U primu bloccu hè se u vostru gasu si ferma, vale à dì, u gasu si forma in u stomacu, ma ùn pudete micca caccià. Cosa à dì nantu à questu, chì u gasu si ferma è s'ellu ùn risolve micca, allora cuminciate à cuntà e malatie in u corpu. Oghje scrivu stu libru, hè solu per via di stu gasu. A cunniscenza chì aghju acquistatu oghje hè per via di ùn esse capace di caccià stu gasu. Quandu u gasu ùn hè micca capaci di esce da u corpu, mantene a circulazione in u corpu è provoca inflammazioni in u corpu. Per via di quale u Track Digestive diventa debule. Dopu quì, nè l'alimentu hè digeritu. È se l'alimentu ùn hè micca digeritu bè, ùn esce micca. Questu hè, u stomacu ùn serà micca pulitu. Allora avà principia ancu u sicondu ostaculu. U primu bloccu hè u gasu è u sicondu bloccu ùn hè micca purificazione di u stomacu. Avà s'ellu ùn truvate micca una suluzione per elli, allora cuminciate à fà una volta di ospedali è cliniche.

U terzu bloccu hè in a nostra mente. Sè site cun qualcosa in a vostra mente, allora sapete chì a vostra mente hè diventata vittima di stitichezza. Questu ùn hè micca stitichezza di u stomacu, hè stitichezza di a mente. Sapete bè ciò chì succede per via di stitichezza.

A mo sperienza nantu à u latte in casa (vacca in casa oBuffalu latte)

Dopu à 8 mesi di principià a dieta, aghju cuminciatu à sperimentà parechji alimenti. Trà tutti questi pranzi, l'alimentu chì aghju avutu sempre à sperimentà era nantu à u latti in casa. A mo situazione era duvuta à u latti dispunibule in u mercatu. Era a prova in sè stessu chì cumu u latti affetta u nostru corpu. Dopu una longa attesa, aghju avutu l'uppurtunità di andà in paese in quantu à un matrimoniu in maghju 2021. Ci hè una vacca è un bufali in a mo casa in u paese, è à quellu tempu tutti dui davanu latte. Quì vi dicu l'esperienza di u latte di vacca è di bufala. Prima di tuttu, beviu latti crudu, vale à dì, latti instantani. Stu latti hè digeritu cum'è l'acqua, ùn ci hè nè gasu nè acidità di ogni tipu. Vistu dopu avè bevutu latti di vacca è di bufali. Era 100% latte, vale à dì chì ùn ci era micca aghjustatu acqua. U sicondu esperimentu ch'e aghju fattu era di beie latte bollita, hè ancu digeritu bè, l'unicu negativu chì hè vinutu à u primu hè chì beie latte bollita pruduce gasu. In più di questu, aghju cunsumatu curd, butter etc., chì tutti avianu risultati pusitivi. Vacche è bufali sò purtati ogni ghjornu à a nostra casa per pasce. Induve ella pasce l'erba naturale verde. L'arba hè cumplettamente naturali in quale ùn sò micca aghjuntu fertilizzanti è pesticidi. Ancu oghje, se pigliu u latte di u mercatu, crea l'acidità è a so acidità deve esse soffrendu per dui ghjorni. In questi dui anni è mezu, aghju sperimentatu parechje volte nantu à u latti di u mercatu, ma u so risultatu vene sempre u stessu chì aghju campatu in una zona urbana di u Nordu di l'India.

Diciaraghju solu una cosa s'è tù campa in una zona di a cità, tandu smette di cunsumà latte perchè u latte da bere aumenta u pesu è l'attività di e persone chì campanu in cità hè ancu menu, a maiò parte di u travagliu ufficiale hè fattu, dunque s'è tù campa in a cità Sì beie latte, unu aumenterà u vostru pesu è in segundu ùn ci hè micca una guaranzia di purità di latte. Tenite in mente chì nisuna macchina in u mondu cuntrolla a purità di l'alimentu, eccettu u vostru corpu. U nostru corpu hè u più grande tester. Sentite Se fate attenzione, u vostru corpu vi dicerà l'alimentu ghjustu è sbagliatu.

05 di ferraghju 2020 A dieta principia (Base)

(Ùn a chjameraghju micca Mudificazione ma a chjameraghju Fundazione) Perchè hè a Base, da quì hè principiatu un capitulu di a mo vita.

1. Ate solu insalata tuttu u ghjornu.
2. Hà fattu i primi 10-12 ghjorni enemas.
3. Spinach è sucu di tomate prima di a matina
4. Per a cena, aghju pigliatu in casa l'alimenti cotti, dal, risu, roti è verdura cù tadka è spezie (a cena era sbagliata per mè, chì aghju currettu dopu)

(Aghju cessatu u Latte è tutti i prudutti ligati à u latte, l'alimentu trasfurmatu (L'alimentu trasfurmatu significa, in realtà, l'alimentu chì ci era ùn ci hè più, perchè una cosa nova hè stata fatta mischjendu assai cose in questu è imballatu aghjunghjendu Conservatori, cusì chì dura più longu.Noi, l'omu, pensemu chì avemu fattu assai bè cù l'alimentu trasfurmatu, ma aghju saputu da a mo sperienza di vita, chì ùn avemu micca ancu abbastanza cervellu per fà un bonu alimentu per u corpu. A natura hà sta mente è questu preparanu tuttu. u megliu alimentu per u nostru corpu), aghju cessatu completamente di piglià.)

(Sò duie ore di notte, oghje ùn aghju pussutu piglià u tempu in u ghjornu, cusì scrivu di notte, per chì a cuntinuità ferma, crede chì s'ellu ùn mantene a cuntinuità, allora ùn puderaghju mai. per compie stu libru in a vita) Se qualchissia mi dumanda quale hè a megliu qualità in voi, allora risponderaghju chì, per grazia di Diu, possu fà ogni travagliu continuamente, ancu s'ellu u facciu assai pianu. Ancu s'è scrivu una pagina ogni ghjornu, scrivu. Ebbè, oghje ch'e aghju durmitu solu à nove ore di notte, cusì aghju digià pigliatu quattru ore di sonnu, dopu avè scrittu duie ore andaraghju à dorme di novu. Allora cari lettori, a coerenza hè una grande arma di successu, portala in a vostra vita.

Prima (1a) Mudificazione in Dieta - Marzu, Aprile 2020

1. A matina un sucu verde di zucca amara.
2. Manghjate solu frutti è insalate in tuttu u ghjornu.
3. U cunsumu di Millets in cena.

(Ci hè statu un cambiamentu maiò quì, prima aghju manghjatu lenticchie, roti, risu in a cena, chì aghju firmatu è cuminciatu à manghjà millets.)

Seconda (2a) Modificazione in Dieta

1. In a matina un sucu verde di spinach o zucca amara.
2. Un fruttu principalmente papaia.
3. Millets à meziornu
4. Millets ancu in cena

(U grande cambiamentu quì hè chì Millets, (Simple Khichdi) hà cuminciatu à manghjà duie volte)

Tercera (3a) Modificazione in Dieta - Dopu à 8-10 Mesi di Dieta

1. A matina un sucu verde * di spinach.
2. Un fruttu in a matina, principarmenti papaia.
3. Millets dopu meziornu 2pm.
4. Arachide biulogica da 50 grammi à 100 grammi (imbevuta) versu 5 ore di sera.

5. Millets per cena.

(Quì aghju cuminciatu à manghjà i cacahuete biulogichi, immergenduli in bona quantità, perchè u mo sistema digestivu era diventatu tremendu dopu à seguità a dieta di 8-10 mesi)

* Adupratu per mette l'amla cù l'espinaca è u pumadoru in u zuccaru verde, perchè l'inguernu era ghjuntu, è l'amla era facilmente dispunibule in u mercatu, aghjunghjendu uva spina pulisce u stomacu megliu.

Quarta (4a) Modificazione in Dieta - Dopu à 12-13 Mesi di Dieta

1. In a matina un sucu verde di spinach o zucca amara.
2. Un fruttu in a matina principarmenti papaia, melone melone in April, May.
3. Millets una ora dopu à manghjà frutti
4. Millets dopu meziornu
5. Arachidi Biologici imbevuti di sera.
6. Millets per cena

(Variazione principale, aghju cuminciatu à manghjà millets 3 volte)

Quinta (5a) Mudificazione in Dieta

1. Un sucu verde in a matina
2. Un fruttu in a matina principalmente papaia
3. Millet cù ligumi cotti una ora dopu à manghjà frutti.
4. Migliu dopu meziornu cù verdura
5. Arachidi Soaked Sera
6. Dinner Millets cù verdura

(U cambiamentu principale quì hè, avà aghju cuminciatu à manghjà tadka cottu è verdura staghjunata)

Sesta (6a) Mudificazione in Dieta

1. Un sucu verde in a matina
2. Un fruttu in a matina principalmente papaia
3. Migliu dopu meziornu cù verdura
4. Arachidi Biologici imbevuti di sera.
5. Dinner Millets cù verdura

(Prima, Millets usatu per manghjà trè volte in a dieta, hà cuminciatu à manghjà quì duie volte, quì aghju amparatu una cosa, quelli chì ùn facenu micca u travagliu fisicu (travagliu duru), duveranu fà manghjà solu duie volte. Aviu vistu in tutta a mo vita. chì u mo missiavu manghjava solu duie volte l'alimenti cotti)

Settima (7a) Modificazione in Dieta - Circa da dicembre 2021 à aprile 2022

1. Un fruttu di a matina hè principarmenti papaia, s'ellu hè d'aprile o di maghju allora anguria è melone
2. Migliu di dopu meziornu cù ligumi
3. Arachidi Biologici imbevuti di sera
4. Roti di granu cù verdura in cena.

(Ci hè dui cambiamenti principali, unu hà cessatu di piglià u zuccaru verde, u sicondu cambiamentu principale era manghjà pane di granu per circa quattru à cinque mesi, chì si firmò appena l'estiu principia).

Ottava (8a) Mudificazione in Dieta

1. Una papaia di fruttu in a matina
2. Migliu dopu meziornu cù verdura
3. Arachidi Biologici imbevuti di sera

4. Dinner Millets cù verdura

(Millet hà cuminciatu à manghjà duie volte è hà firmatu u pane di granu)

Nova (9a) Mudificazione in Dieta - Aostu 2022 - Avà questu, mentre scrive stu libru, Dieta

1. Papaia in a matina
2. Trè o quattru banane dopu una ora
3. In dopu meziornu Millet cù Verdura
4. Evening Peanuts imbevuti in acqua fir 8 ore.
5. Dinner Millets cù verdura

(Cambia in u tempu di manghjà papaia, u sicondu cambiamentu principale hè di manghjà banana prima di a matina, versu 10 ore)

Nota - Mentre fate a dieta, u mo locu di residenza hè l'India di u Nordu, dicu u locu di residenza perchè l'effettu di u locu hè nantu à l'alimentariu. Perchè a temperatura, l'umidità, u clima, di dui posti diffirenti pò esse diffirenti à u stessu tempu, è tutti questi anu un effettu nantu à l'alimentu. Dunque, sceglite l'alimentu secondu u vostru focu, qualità è difetti.

Capitulu 3
Lezioni di Ayurveda

Aghju cuminciatu à studià Ayurveda da nuvembre 2020. Hè, dopu à 10 mesi di principià a dieta. Finu à questu tempu ùn aghju micca avutu alcuna cunniscenza di Ayurveda. I mo prublemi sò stati guariti da 95% in questa dieta di 10 mesi. Ci hè una cosa particulari di l'Ayurveda chì aghju avutu, l'Ayurveda pò esse capitu assai bè da una persona chì hà patitu di gasu è acidità. L'altri populi ùn ponu mai capisce l'Ayurveda. Ci hè un mutivu per questu. Se dicu chì u 60-70% di e malatie di u mondu sanu nascenu da u gasu, allora vi d'accordu. Lasciami ancu suppone chì capisci ancu questu perchè leghjite stu libru, allora in qualchì locu vi sò ancu affruntà gasu è acidità, cusì duvete avè cunnisciutu u putere di u gasu, ma una persona in u so stomacu Gas hè pruduciutu è piglia ancu. fora, quelli persone di a seconda categuria, chì u stomacu ùn pruduce micca gasu, ancu s'è una tale persona hà da ottene solu unu in millaie. Perchè hè impussibile di ottene gasu zero senza cunniscenze. Quì per cunniscenza intendu cibo. Alimentazione ghjustu è sbagliata. Quale alimentu pruduce gasu è quale alimentu ùn pruduce micca gas. Dunque a forza di u gasu pò esse cunnisciutu solu da quellu chì hà resistutu à u gasu. È quellu chì hà patitu u gasu è l'acidità capiscerà l'Ayurveda cumpletu. Perchè tuttu l'Ayurveda hè basatu nantu à gas, acidità è flemma.

È hè assolutamente veru chì u 90% di e malatie di u mondu sò sottu à elli. Capemu à traversu un esempiu. Daraghju u mo propiu esempiu. I mo prublemi cumincianu per via di a stagnazione di gas. A causa di a cessation of this gas, acidity, thyroid, flatulence, insomnia, restlessness, è u mo nivellu di colesterolu avia ancu attraversatu 200. Se passanu uni pochi di ghjorni, a medicina di u colesterolu principia ancu. È s'ellu ùn l'aghju micca currettu oghje, allora ci saria una linea di malatie. Chì ghjè a surgente daretu à tuttu questu, a non-passività di u gasu. Ayurveda sà, induve hè a so radica, ma u mondu di l'Alopatia d'oghje ùn cunnosci micca una tale cosa. Ùn sapete micca o ùn vogliu micca sapè, pensate. Mi dispiace assai chì un duttore Ayurvedic pratica l'Alopatia. Forse l'Ayurveda ùn hà mai capitu. Altrimenti ùn ci hè bisognu di praticà l'Alopatia.

Principi di Ayurveda

U principiu di l'Ayurveda hè chì se i difetti fisichi sò ancu, allora ci hè a salute, se i doshas diminuite o aumentanu, allora hè malsana. L'aumentu di l'incidenza di i difetti hè una malatia. I trè tippi di doshas nantu à quale hè basatu tutta l'Ayurveda sò Vata, vale à dì u gasu di l'aria, Pitta, cioè l'acidità, è Kapha, vale à dì u mucus. Sembra assai simplice di sente, ma assai difficiuli di capiscenu. Pruvaraghju di fluisce sta cunniscenza virtuosa di Ayurveda in voi in una lingua simplice. U 90% di e malatie di u mondu sò sottu à Vata, Pitta è Kapha, cusì se cunnosci sta cunniscenza allora u 90% di e malatie seranu salvate. U restu 10% di e malatie anu altre cause. Cum'è batteri, fungi, virus etc.

Discussione nantu à i cinque grandi elementi

U nostru corpu hè custituitu da cinque Mahabhuta. Terra, acqua, aria, celu è focu. Prithvi significa alimentu, acqua, u celu significa spaziu viotu presente in u corpu, l'aria significa l'ossigenu chì pigliamu per u nasu, u focu significa u sole. Se ùn ci hè micca u sole di u sole, ùn ci sarà micca un corpu corpu in a terra. Hè per quessa hè assai impurtante per piglià u focu.

Hè assai impurtante per piglià questi cinque Mahabhuta in quantità equilibrata. Ricurdamu di piglià solu un elementu fora di questi, questu hè l'elementu di a terra. Manghjemu è manghjemu è più manghjemu, manghjemu tuttu u ghjornu, manghjemu ogni ghjornu, è di notte manghjemu è dorme. A mo quistione hè quandu avete datu l'elementu celu. Akash significa mantene u corpu viotu. Manghjemu graneddi trè volte à ghjornu, è ci vole assai tempu per digerisce i grani. Quelli chì facenu u travagliu di u travagliu fisicu pò manghjà granu 3 volte. Ma l'altri pirsuni duveranu manghjà i grani solu duie volte. Snacking hè un abitudine assai cattivu, per via di quale u Traccia Digestive hè sempre occupatu. È u trattu digestivu ùn hà mancu a pussibilità di riposu. Cumu serà s'ellu vi fate travaglià continuamente per 24 ore? U sole deve esse cunsumatu. In i cità, a ghjente diventa deficiente in vitamina D, u mutivu di questu ùn hè micca di cunsumà u sole. Per ùn cunsumà incensu, l'alimentariu ùn hè micca digeritu bè perchè ùn ci hè una mancanza di focu in u stomacu. A causa di a mancanza di vitamina D, l'absorzione di calcium ùn hè micca pussibule, per via di quale l'ossi diventanu debuli. L'aria fresca hè dispunibule in Brahma Muhurta, in i parchi, in i boschi, in muntagne è in paesi, ecc. Per quessa, svegliate prestu in a matina à Brahma Muhurta, fate una passeggiata in i parchi, ecc. uni pochi di ghjorni in u vostru paese. Dopu à andà in u paese, u mo corpu subitu metamorfosi in pochi ghjorni. Believe me, ci hè una sfarenza trà a terra è u celu in a cità è u paese. Pudemu sentu finu à a cellula di u corpu, chì u locu adattatu per mè hè solu induve ci hè l'aria pura, solu ùn capiscenu micca perchè avemu ascoltatu cù cura à u corpu, induve vivemu, i pinsamenti passanu in un altru locu. Hè. Ùn manghjemu mancu cibo cun cura. À u principiu, una o duie morse sò curate, dopu chì a mente va in un altru locu.

In questu modu, questi cinque grandi elementi devenu esse cunsumati in quantità uguali. Se ci hè eccessu è carenza di qualsiasi grande elementu, allora a malatia principiarà da quì.

Guna (Natura di un corpu è Natura di Elementi) Chikitsa

A terapia Guna hè a medicina in quale avemu da cunsumà e cose o fà queste cose, chì equalizenu i nostri difetti aumentati. Ci hè ancu negativu oppostu à ogni cosa pusitiva in stu mondu. Allora s'ellu hè usatu bè, pò ancu esse usatu. Certi 3 doshas, 6 rasas è cinque Mahabhuta sò stati descritti in Ayurveda. L'alimentu hè parte di elli, cusì ùn diceremu micca l'alimentariu separatamente. Ci sò 20 qualità ancu citati in Ayurveda. Questi 20 Guna si trovanu in questi 3 Doshas, 6 Rasos è cinque Mahabhuta. Ùn hè micca necessariu chì tutte e 20 qualità di tutti ponu esse truvate in questi doshas, rasa è grandi elementi, ma certi qualità seranu certamente truvati in elli.

Avà capiremu per un esempiu cumu sta qualità hè guariscenza.

Ricurdatevi un incidente, quandu aghju cunsumatu anguria è melone per i prossimi ghjorni per i ghjorni dopu per finisce a rigidità di u stomacu, per via di quale a mo rigidità di u stomacu finisci, ma u gasu hà cuminciatu à diventà più in u stomacu. U mutivu di a furmazione eccessiva di gasu in u stomacu era dovutu à a secchezza in a via digestiva per manghjà anguria è melone in tuttu u ghjornu. Per sguassà sta secca, aghju utilizatu desi ghee per sguassà. Ghee hà una qualità chì chjamemu alifatica è a secchezza hè u cuntrariu di l'alifaticu. Hè ciò chì hè a terapia di qualità. Acquissà un difettu aggravatu accittendu un ughjettu di a so qualità opposta, ugualizza quellu difettu hè a guariscenza di e virtù.

20 pruprietà

1. Guru (pesante) - Laghu (leggero)
2. Manda (lentu) - Tiksna (rapidu, veloce)
3. Merda (Fredda) - Ushna (Calda)
4. Snigdha (Untuosa) - Ruksa (Secca)
5. Sleksna (liscia) - Khara (rossa)
6. Sandra (solidu) - Dravya (liquidu)
7. Mridu (Soft) - Kathina (Hard)
8. Sthir (Stable) - Chala (Moving, Unstable)
9. Suksma (Picculu) - Scola (Grande)
10. Vishudha (Non viscoso) - Pichhal (Viscosa)

E qualità di Vata - aspra, cortu, friddu, duru, sottile, mobile, seccu, ligeru
Pruprietà di Pit Acid -oleosa, tagliente, calda, ligera, odore carnosa, diffusa e liquida.
Qualità di Kapha -stabile, stabile, pisanti, lentu, friddu è dolce.

Corpu fattu di sette dhatus

U nostru corpu hè custituitu da sette dhatus. Hè u seguitu.
Rasa (plasma), sangue, musculi, grassu, ossa, medula, sukra (sistema di ripruduzzione)

Esse pari di questi dhatus hè sanu è esse stranu hè malsanu. L'Ayurveda parla di equilibriu è questu sistema hè basatu annantu à questu. L'eccessu è a decadenza di qualcosa sò tramindui fatali. Hè per quessa chì l'Ayurveda va à a radica. Vata, Pitta è Kapha sò a causa di tutte e malatie. È questu hè ancu una realità. Pudete capisce questu assai bè attraversu a mo storia. In tutta a storia vi vede chì aghju currettu i difetti. Tuttavia, à l'epica ch'e aghju principiatu a dieta, ùn aghju micca avutu cunniscenze di Ayurveda. Cumincià a dieta u 5 di ferraghju 2020 è cumincianu à studià Ayurveda andendu in nuvembre o dicembre 2020.

Qualunque cosa manghjemu, u primu sucu hè furmatu, dopu u sangue hè furmatu, dopu i musculi, dopu u grassu, dopu l'ossu, dopu a medula ossea, dopu, u sperma hè furmatu. Hè per quessa Shukra Dhatu hà una grande impurtanza. Ùn perde mai Sukra Dhatu.

Avà da quì diceraghju a mo manera di mantene e trè dosha Vata, Pitta è Kapha in Ayurveda, chì aghju amparatu da e mo sperienze di vita.

Se discrivu l'Ayurveda tutale, diventerà un libru di 1000 pagine è ùn capirete nunda. Hè per quessa ch'e tengu e mo sperienze davanti à voi in a lingua più simplice.

Ci hè trè motivi per avè un sbilanciu Vata. U primu hè a terra accumulata in u corpu. Quandu manghjemu un alimentu sbagliatu è chì l'alimentu sbagliatu ùn esce micca da u corpu è si almacena in i nostri intestini. Questa grime cuntinueghja à generà aria una volta è una volta. Per trattà stu prublema, avemu da pulisce u nostru corpu. Segui stu metudu per a pulizia, fate Enema duie volte per i primi sette ghjorni. Per i sette ghjorni dopu, Enema deve esse fattu solu una volta, vale à dì ogni matina. Aghju utilizatu a parolla Enema parechje volte, forse certe persone ùn sanu micca di Enema, cusì u discrivu cusì. Enema hè una scatula. In quale sin'à 1500 ml d'acqua pò esse pienu. A pipa hè cunnessa à a scatula da una parte è da l'altra parte deve esse inserita in l'anu. In questu modu, l'acqua scende in u nostru colon. Avà mantene l'acqua per 5 minuti. L'acqua addolisce i taburete duru è tira fora i taburete chì sò stati congelati per parechji anni. Ùn vi maravigliate, i feces anu accumulatu per parechji anni. Siate malatu per via di stu disordine congelatu. Enema hè ancu un rigalu di Ayurveda, in Ayurveda hè chjamatu Vasti Kriya. A temperatura di l'acqua chì vi mette in ellu deve esse uniforme, vale à dì, nè troppu friddu nè troppu caldu. Pigliate un sucu verde in a mattina. U zuccaru verde pulisce tutta a via digestiva. Manghjate solu frutti è insalate in tuttu u ghjornu. Trà i frutti, a papaia hè bona per u stomacu. S'ellu ci hè l'acidità, ùn cunsumà micca agrumi cum'è aranciu, mandarina, limone, ecc. Ùn hè micca dannusu per a salute, ma per quelli chì l'acidità li irritate, i.e. Uneasiness. Stop u cunsumu di cereali. Manghjate frutti è insalate in tuttu u ghjornu.Cook and eat Millets à una volta di notte. Ùn aduprate micca tempering è spices in millets. In questu modu, u corpu sarà completamente purificatu.

U sicondu mutivu principale per a furmazione di gas hè l'alimentu chì formanu gasu cum'è rajma, tutti i tipi di legumi, grammi, patata, col, coliflore, ravanelli, latti, è tutti i fast food, cose fatti di maida, cose fatti di farina di grammu. Mi piacerebbe struisce strettamente se site turbatu da u gasu è se cunsuma qualcosa di queste cose, allora u gasu hè sicuru di furmà.

U terzu mutivu per a furmazione di gasu hè a secchezza in u corpu. Stu succèri solu in una situazione, quandu avemu pulizziari lu corpu cumpletamenti. Avà ùn siate micca in ogni locu pensendu chì per pulisce u corpu, a siccità vene, altri ùn puderete mai ricuperà in a vita. Hè assai impurtante per pulisce u corpu. Avemu l'arma per pulisce a rudeness. È solu e persone esperte cunnosceranu sta arma. Per caccià a secchezza, quandu fate u millet à a notte, aghjunghje duie à trè cullette di ghee è manghja. Stu ghee deve esse manghjatu solu per 10-12 ghjorni continuamente. Dopu quì, smette di cunsumà ghee. U travagliu Ghee hè finitu.

Cari lettori, sta cunniscenza hè assai preziosa, hè a cunniscenza di e mo sperienze. Ùn l'avete micca in ogni altru locu, per quessa, nota cù cura è appricà in a vita. Allora trè mutivi principali di sta furmazione di gas. Sè vo seguitate stu mètudu allura vi sarà di sicuru arrivare a vittoria nant'à u gasu.

Ci sò principarmenti dui o trè motivi principali per a so furmazione di Pita, vale à dì l'acidità. U primu mutivu principale hè u gasu. Avete da pensà chì cumu u gasu pò fà l'acidu. ma hè vera. Tuttu ciò chì dicu hè a cunniscenza di l'esperienza. A persona chì u gasu hè spoiled è ùn hè micca capaci di caccià u gasu. U so gasu circula in tuttu u corpu.

U stessu gasu entra in u Stomach rotating. U stomacu sente chì una cosa digeribile hè ghjunta è u stomacu principia à liberà l'acidu. In questu modu, ancu s'ellu ùn manghjate nunda, l'acidu hè furmatu in u stomacu. Dunque, se l'acidu cumencia à furmà nantu à un stomacu viotu, arruvina a capa superiore di u stomacu. I medichi chjamanu sti cundizioni cum'è Gastritis è H Pylori Infection. Ùn hè nunda ma l'acidità chì arruvina u vostru stomacu ghjornu per ghjornu. Sò travagliatu in questu campu per l'ultimi dui anni è aghju cintinara di casi ligati à stu prublema, induve a ghjente hà manghjatu H Pylori Kit quattru volte, ma u so prublema era quì. Ma cambiendu a vostra dieta attraversu sta dieta simplice, cuntrullava solu a vostra acidità è eliminò completamente Gastric, H Pylori. Vogliu mintuvà unu di sti casi, chì travaglia in a squadra di a Marina Indiana. Soffriva di stu prublema per parechji anni. Hà spesu lakhs di rupie è hà fattu un giro in parechji ospedali grandi è grandi. I ghjorni chì l'aghju parlatu, era sempre in l'uspidale. Ùn avia micca abbandunatu alcun metudu. Sia Allopathy, Ayurveda, Homeopathy etc. In allopathy, avia manghjatu H Pylori Kit parechje volte. Durante a cunversazione, li spiegò a radica di u prublema. Perchè eiu stessu avia affruntatu stu prublema, cusì aghju cunnisciutu ancu tutta a storia di questu. Hà cuminciatu à seguità a dieta è hè cumplettamente sana oghje. In verità avemu capitu l'alimentu assai facilmente, scurdemu chì stu corpu hè fattu di quellu alimentu. Allora u corpu diventerà cum'è l'alimentu chì pigliate. Ci hè parechje persone chì anu liberatu di stu prublema cambiendu a so dieta. Hè solu una questione di ieri chì una persona chì vive in Australia hà u listessu prublema. Seguinu sta dieta per l'ultimi mesi è mezu è anu avutu un sollievu finu à u 70-80%. Ellu ellu stessu sta dieta, era stancu da ogni locu. Hà pigliatu tutte e medicine. L'ultima volta ch'ellu fù alimentatu H Pylori Kit, hà sappiutu compie solu per trè ghjorni. A reazione di sta medicina hè stata tale chì u so battitu di u core hà aumentatu è hà cuminciatu à esce da ellu stessu. Avà ùn volenu micca vede in daretu cum'è i medicini Allopathy. A manera di ricuperà in un mesi è mezu, hà avutu l'idea chì s'ellu seguita sta dieta per 8-10 mesi, allora sarà cumplettamente bè.

Parlendu di a reazione di u kit H Pylori, ci hè un altru casu, hè dopu trè à quattru ghjorni fà chì travaglia in una sucietà multinaziunale da Gurgaon. Ellu disse chì sò statu alimentatu u Doctor H Pylori Kit parechje volte. S'ellu hà visitatu un altru duttore, hà ancu scrittu a stessa medicina, avà dice chì mori ma ùn manghju micca sta medicina. Perchè a reazzione di sta medicina hè cusì severa chì ùn hè micca faciule di sopportà. In fatti, unu di sti medicini hè

Clarithromycin, chì hè solu Culprit. In quellu H Pylori Kit, ci hè una reazione per questa medicina. Parlendu di u casu di l'Australia, hà da dì. U mo battitu di u core ùn hè micca cusì normale cum'è prima.

L'alimentariu hè u terzu mutivu principale per l'aggravamentu di pitta. L'alimentu chì face l'acidità hè u latti è ogni tipu di legumi. Nota chì ùn aghju micca mintuvatu Alcohol è Non Veg in ogni locu, perchè aghju digià presumitu chì Non Veg ùn hè nè una cosa per noi di manghjà è Alcohol ùn hè micca una cosa per noi di beie. Hè per quessa ch'elli ùn saranu micca citati in ogni locu. Perchè duverebbe parlà di ciò chì ùn hè micca u nostru manghjà è beie? A prossima cosa chì causa l'acidu hè u tè è u caffè. Tramindui questi facenu acidi tremendi. Notate è mantene. Mentre ùn site micca soffrenu di l'acidità, allora manghjate u latte è i legumi pressendu, ùn ci hè micca prublema, ma appena l'acidità s'aggrava, i dui cumincianu ancu à fà l'acidu. U cunsumu di tutti questi deve esse firmatu in l'acidità.

Un'altra sperienza ligata à a pitta mi piacerebbe sparte cun voi chì se l'acqua in u vostru locu ùn hè micca ghjustu, allora questu acqua farà u travagliu di fà l'acidità. Foglia l'acqua è beie. Se seguite a dieta citata da mè, ùn ci sarà micca bisognu di piglià l'acqua per separatamente, i frutti è l'insalate cuntenenu solu 95% acqua.

Ùn ci hè bisognu di trattà u gasu è l'acidità per separatamente. Se guarisce u gasu stessu, l'acidità serà guarita automaticamente. Perchè l'acidità hè assuciata cù u gasu stessu. Iè, ci vole tempu. Per quessa, avete bisognu di una certa acidità in u tempu chì duverà. Appena principiatu a dieta, a vostra acidità serà ridutta à 70-80%. Pudete aduprà Indian Mishri in questu, ogni volta chì senti una sensazione di ardenti. Mishri reduce l'acidità immediatamente. Ci vole à 7-8 mesi per l'acidità per esse curata cumplettamente da sta dieta, cum'è a mo propria sperienza, per quessa, ùn sia micca fretta è seguite a dieta cù sincerità. In questu modu, se seguite a dieta cun sincerità sana, u vostru vechju corpu si ritruverà. Prestate una attenzione particulari à una cosa, quandu l'acidità diventa vechja, allora u corpu a seguita cum'è una regula è à u stessu tempu chì l'acidu hè fattu oghje, farà l'acidu dumane à u stessu tempu, in questu modu l'acidu s'alza sopra l'alimentu. , È automaticamente u corpu cumencia à fà l'acidu. In queste circustanze, ancu i pinsamenti negativi cumincianu à diventà acidi, vi dicu tuttu questu da a mo propria sperienza. Sapete solu chì tutti i prublemi sò guariti, ùn pensate micca chì questu acidu durà per a vita. Oghje ùn aghju micca solu a mo sperienza, ma ancu l'esperienza di millaie di altre persone. Aghju travagliatu in questu campu da l'ultimi dui anni.

A dieta hè quì, aghju discututu in detail in i capituli precedenti.

Finu a ora aghju parlatu di dui doshas di Ayurveda, se pudete cuntrullà sti doshas allora crede mi cuntrullà u 70-80% di e malatie di u mondu.

Avà discutemu di Kapha, u terzu dosha di Ayurveda. Kapha- Viscose, friddu, pisanti, alifaticu, dolce. Tutti questi sò proprietà di Kapha. Se Kapha deve esse guaritu, allora e cose cù proprietà opposte anu da manghjà. Se manghjate più dolci, u flegma aumenta. Ancu s'è manghjate friddu, a flegma aumenta. Manghjendu ghee aumenterà a flemma. Ancu s'è vo beie latte, cresce. Allora ùn cunsumà micca in casu di flegma aumentata. U corpu deve esse mantene viotu. A bevanda calda deve esse beata, in quale clove, pimenta negra, etc. E cose astringenti è piccante deve esse cunsumati. Perchè a qualità di Kapha hè dolce, è u cuntrariu di dolce hè piccante è astringente. U zuccu di zucca amara è uva spina deve esse cunsumati. Cunsumendu l'incensu, a flegma si scioglie è esce da u corpu. Kapha hè friddu è Sun hè caldu, cusì sò opposti l'un à l'altru. Era una spezia di guariscenza. A stessa dieta hà da travaglià in e malatie di a tossa chì aghju dettu per u gasu è l'acidità. Solu quì avete aduprà a vostra intelligenza un pocu perchè a qualità di u flegma è u gasu hè friddu è a qualità di l'acidu hè calda. Sè avete principiatu sta dieta in l'invernu, i millets ponu esse manghjati più. Sè avete principiatu sta dieta in l'estiu, manghjate frutti è insalate in tuttu u ghjornu è manghjate millets una volta in a notte. Se ci hè qualchì prublema in manghjà frutti è insalate in u prublema di flegma, pudete piglià Millets duie o trè volte. Per via, ùn ci hè micca prublema, perchè in l'ultimi dui anni assai persone anu guaritu i so prublemi di flegma per via di sta dieta.

Allora questa era a mo sperienza di equilibriu Vata, Pitta è Kapha dosha chì aghju spartutu cun voi.

Ritucharya (stagione)

Sicondu l'Ayurveda è a mo sperienza, ùn pudemu micca manghjà u stessu alimentu in tuttu l'annu. Perchè u focu chì digerisce l'alimentu hè pusatu ind'è noi, ùn ferma micca u listessu in tuttu l'annu, cusì cumu pudemu manghjà u stessu alimentu in tuttu l'annu. Aghju una sperienza, in a stagione di piovosa u mo focu diventa assai menu. U mo appetite diminuisce ancu in cunseguenza. Aghju riduciutu a quantità di u mo cibo. Se ùn aghju micca fà questu allora sò sicuru d'esse malatu. Solu sta piccula differenza rende una persona malata è sana. Un omu sàviu manghja sempre secondu u so focu è a fame. Ma una persona ignorante secondu u clock, secondu a quantità sirvuta nantu à u piattu, è se l'alimentu hè savurosu, allora manghjarà ancu cù un gulp.

Piove in sti mesi lugliu, agostu, settembre. È questu hè ancu u mese di l'acidità. U prublema di l'acidità hè più in questi mesi. Avete da ricurdà chì i mo prublemi anu peghju in l'aostu 2018 è era l'acidità. Ùn pudia micca ricunnosce chì l'acidità. Perchè prima di questu ùn aghju mai affruntatu prublemi in a vita, l'acidità è a stitichezza, ùn sapia mancu ciò chì hè. L'Ayurveda accetta ancu chì Pitta s'accumula durante questi mesi.

In u stessu, in l'invernu, a flegma aumenta è diventa deformata. A deformità accade quandu pigliate l'uggetti chì aumentanu a tosse. Se pigliate l'alimentu cù qualità opposte di Kapha, allora Kapha ferma ancu. Ma micca quandu a manghjeremu, quandu averemu a cunniscenza di ciò chì dosha aumenta in quali stagioni è da quale cibo diminuite quelli difetti. Dunque un omu sàviu manghja cù moderazione è mantene i so difetti in equilibriu, è cusì ferma sanu per tutta a so vita.

Dincharya (rutina di ogni ghjornu)

Cum'è i doshas diminuiscenu è aumentanu in e diverse stagioni, in modu simili tutti i doshas di u ghjornu ùn restanu micca listessi. Mi ricordu chì ci era un tempu quandu u mo stomacu si gonfiava cum'è un palloncino. U tempu di flatulenza era trà 4 ore è 6 ore. U tempu di u ventu hè l'ultimu sguardu di u ghjornu, è l'ultimu sguardu di a notte. U tempu di Pitta hè a mità di dopu meziornu è a mezzanotte. Vogliu sparte un incidente ancu quì. Ricurdarete ch'e aghju mintuatu in un locu cumu mi sò alzatu in mezzu di a notte è avè u mo manghjà. Ebbè, chì manghja à mezanotte, era a mo compulsione di manghjà. Micca ch'e aghju fattu per hobby. À mezanotte, l'acidità hà cuminciatu à furmà in u stomacu, è hà pigliatu l'alimentu per suppressione è calmà a stessa pitta. Calchì volta beia ancu latte friddu. Allora hè assolutamente vera chì l'ora di Pitta hè mezza ch'ella sia u mità di u ghjornu o a mità di a notte.

U tempu di Kapha hè u principiu di u ghjornu è u principiu di a notte, vale à dì a matina è a sera. In questu modu, quandu avemu da sapè chì à quale ora di u ghjornu, quale dosha aumenta o diminuite, manghjarete secondu quelli difetti.

Ùn parleraghju micca di e medicine ayurvediche perchè a mo sperienza hè chì i frutti è ligumi anu tutte e proprietà medicinali. Aghju guaritu tutte e mo malatie cunsumendu solu frutti, insalate è millets. È avà l'esperienza di millaie di altre persone hè stata ancu aghjunta à sta sperienza di a mo. Perchè aghju travagliatu in questu campu da l'ultimi dui anni. Nota chì ùn dicu micca chì i medicini ayurvedichi sò inutili. Sè unu vulete, si pò ancu cunsumà, perchè e medicine ayurvediche sò completamente naturali, rigalu di a natura, è i rimedii naturali sò benèfichi.

Langhanam Param Aushadham (U digiunu hè a megliu medicina)

Langhanam significa digiunu. Si dice in Ayurveda chì Langhanam Param Aushadhaam, vale à dì, u digiunu hè a più grande medicina. È questu hè ancu veru. Hè statu vistu chì a ghjente manghja l'alimentu senza fami. U corpu ùn hà micca bisognu di manghjà, ma manghja. Fighjendu u clock è manghjà. Ci vole à manghjà trè volte in un ghjornu sanu s'ellu ci hè fame o micca. Hè ancu una radica principale di malatie. Quandu l'alimentariu hè manghjatu senza fami, a gastritis hè digià rallentata, è quandu l'alimentariu hè manghjatu senza fami, diventa più lento. Ùn ci fermemu micca quì, ma avà ci sò ancu snacks, tè, samosa, jalebi, biscotti, patatine fritte, etc. Tuttu questu hè manghjatu separatamente dopu pressendu trè volte à ghjornu. Questu hè cumu u nostru corpu travaglia 24 ore à ghjornu. Mentre chì eccettu certi parti di u corpu, tutti l'altri organi necessitanu riposu. Permette di capisce per un esempiu. Supponi chì site un cunduttore è lasciami dì di guidà continuamente per i prossimi trè ghjorni. Ùn deve mancu dorme durante questi trè ghjorni. Ci hè ogni pussibilità chì fate un accidente di vittura. U listessu hè u casu cù e parti di u nostru corpu. Hanu ancu bisognu di riposu. Langhanam significa digiunu chì furnisce riposu. U prucessu di guariscenza hè acceleratu durante Langhanam. U glucose extra hè assorbita. U grassu extra principia a funnu. Qualunque cosa hè extra in u corpu, Langhanam equilibra. Pigliu una cura speciale di Langhanam. U disignu di a mo dieta hè cusì chì si salta in a dieta stessa. I frutti, l'insalate è i millets sò digeriti assai rapidamente. In questu modu, quandu e cose sò digerite rapidamente, u corpu resterà viotu per u restu di u tempu è cumpiendu e so guariscenza è corregge i squilibri.

Enema

Enema, chì aghju digià descrittu in detail. Enema hè u rigalu di l'Ayurveda, chì avemu avà cunnisciutu da stu nome in l'era muderna.

Triphala

Triphala hè custituitu di trè frutti. Amla, Haran è Bahera. Hè da esse usatu in questa ratio Amla 3 ratio, Haran 2 ratio, è Bahera 1 ratio. Questa ratio hè per a pulizia di u stomacu. Ci hè una descrizzione di diverse proporzioni in diverse malatie in Ayurveda. Amla hè unu di i pochi frutti in u mondu, in quale si trova un totale di cinque zucchi. U gustu di Amla, Haran è Bahera pare quasi u listessu. Triphala agisce cum'è un agente di purificazione. Pulisce da a via digestiva à i nervi.
Tuttavia, Enema, Juice Verde, Frutta, Insalata è Millets facenu a stessa cosa in a mo dieta. Dunque ùn ci hè micca bisognu di Triphala. Eppuru, se qualchissia vole piglià, pò piglià, perchè hè completamente naturali.

L'infurmazione nantu à a cumpagnia Millet

Quì avemu da ottene i seguenti infurmazione circa Millet

Cosa hè Millet, quali sò i so benefici, quanti tipi ci sò in totale, è nomi in inglese.

Millet hè u granu di u nostru paese. Chì era manghjatu in abbundanza in ogni statu di l'India circa 40 anni fà. Ma avà solu un numeru assai limitatu di persone cunsuma. Per via di quessa stu granu cum'è s'ellu era sparitu. Ma in quantu à a salute, hè parechje volte megliu cà u risu è u granu. Sò lodatu solu dopu avè cunsumatu direttamente. Aghju fattu una ricerca assai prufonda nantu à questu granu. Tutti sapete chì cunsumu solu Millets in cereali. A fibra hè in quantità equilibrata in millets da circa 7% à 12%. Hè assai impurtante per avè fibre in i nostri manciari, perchè fibre micca solu pulisce i nervi, ma ancu a traccia digestiva. Sapemu bè chì 80-90% di e malatie di u mondu passanu per u stomacu. Millets cura di u stomacu. Qualunque sia l'altri grani chì manghjemu, a quantità di fibra in elli hè assai menu o solu nominale. Per esempiu, ci hè solu 0,2% fibra in u risu è 1,2% fibra in u granu. Sguassemu ancu a fibra chì hè in u granu movendulu à traversu un coltu. Quì parlu di branu. U pane manghjatu senza branu si ferma in i nostri intestini. È questu hè induve a malatia principia. Questa hè a radica di gas, acidità è stitichezza.

Millet hè un granu senza acidu. A persona chì hà l'acidità deve piglià millets invece di granu. Ogni alimentariu hà u so propiu Tasheer. Tasheer significa chì andarà in u corpu è crea calore, ferma ancu, o furnisce frescura. Ancu s'è a diffarenza hè chjuca è una persona sana ùn pò mancu sente sta diferenza, ma per una persona malata sta diferenza hè cum'è una grande.

A bellezza di u millet hè chì ancu cuntrola u glucose di sangue. Hè capaci di fà questu per via di a so fibra. Essendu una quantità equilibrata di fibra, libera u glucose lentamente. Per via di quale a quantità di zuccaru in u sangue ùn ferma micca altu. Aghju assai Casi dispunibuli chì anu u so zuccheru cuntrullati attraversu Millet. Oghje tutti quelli persone sò liberi di i medicini di zuccaru. Una cosa più deve esse guardatu in mente, chì face u risultatu ancu megliu, prima di manghjà Millet, manghjà 200 à 250 grammi di insalata. Avemu vistu chì quelli chì cunsumanu insalata cù millet, u so zuccheru era cuntrullatu megliu cà quelli chì cunsumanu solu millet.

Millet si trova principalmente in 9-10 tipi in u nostru paese. Ma parleraghju solu di cinque millets. Perchè a quantità di fibra in questi cinque millets hè un pocu più altu ch'è u restu. Hè u seguente rispettivamente. 1. Brown Top (Green Kangni), 2. Foxtail (Kangni), 3. Kodo (Kodra) 4. Little (Kutki), 5. Barnyard (Sanwa)

Soak per 8 ore prima di fà u millet. Hè ben digeritu da l'alimentariu, perchè hà una bona quantità di fibra, per quessa hè assai impurtante. Dopu a sdrughje, fate cum'è u risu è cunsuma. In questu modu, rimpiazzà u granu è u risu cumpletamente da u millet.

Arachidi Bio

A mo fonte principale di proteina è grassu hè l'arachide. Soak it in acqua per ottu ore, poi cunsumà, u megliu tempu per cunsumà hè dopu meziornu. Ùn cunsumà prima di a matina perchè hè assai pesante per digerisce. Dunque, cunsuma solu dopu à 8-10 mesi di principià a dieta. Dopu à ottu à deci mesi di dieta, u sistema digestivu diventa assai forte. Chì u sistema digestivu hè forte, pò cunsumà appena principia a dieta. I cacahuete cuntenenu 50% di grassu di alta qualità, è 25% alti livelli di proteina. A proteina prisenti in questu hè à u livellu di latti è carne. Pò esse ancu cunsumatu da e persone chì soffrenu di zuccaru, perchè a quantità di carbuidrati in questu hè menu. Un'altra caratteristica chì eiu è altre persone chì seguitanu a dieta anu nutatu hè chì si pulisce u colon assai bè dopu avè manghjatu.

Spiritualità, u Bhagavad Gita, è u successu di Bhagavad Gyan

Stu libru mi rapprisenta veramente. Qualunque sia a cunniscenza cuntenuta in mè, tuttu ciò chì aghju amparatu in a vita per a grazia di Diu, l'incorporeraghju tuttu in questu libru. Ch'ella sia ligata à l'alimentariu, à l'Ayurveda, o à a spiritualità.

Ciò chì avemu discututu avà era a cunniscenza di mantene u corpu fisicu in ordine. Avà parlemu di cuntrullà u corpu sottile, vale à dì a mente, l'intellettu è i sensi. U nostru corpu ùn hè micca solu un corpu fisicu. In a so essenza, u corpu sottile è l'anima sò ancu cunnessi. Tutti questi facenu un esse umanu. A malatia ùn vene micca solu in u corpu fisicu, ma ancu in u corpu sottile. Stu capitulu parlerà di mantene u corpu sottile sanu. Sta malatia hè chjamata un prublema psicologicu in a lingua d'oghje. Stu prublema hè in a mente. Sta malatia ùn hè nunda, ma solu è solu timore. U timore nasce da ignuranza, se avemu a cunniscenza, allora a nostra paura finisce ancu. Stu capitulu hè solu nantu à a cunniscenza. Sta cunniscenza di a verità ùn hè micca a meia. Sta cunniscenza hè dettu da u Signore stessu. In questu capitulu, vi spiegheraghju a listessa cunniscenza in lingua simplice. U mutivu di u timore chì nasce in a nostra mente hè chì ùn avemu micca a cunniscenza di a nostra natura. Induve avemu vinutu, induve andemu dopu avè lasciatu u corpu di a morte ? Chì ghjè u nostru scopu nantu à sta terra ? Ci hè un mondu oltre questu? Ci hè qualchissia ancu più putente ? Se tutte queste dumande sò risposte, allora a nostra mente serà in pace. Ci sarà satisfaczione in a mente è puderà fà u vostru travagliu in una manera tranquilla. In questu capitulu, parleremu ancu di meditazione cù a cunniscenza di Diu. Hè necessariu di fà tutti dui inseme, questu hè a mo sperienza.

Cari lettori, aghju purtatu qualchi versi da Bhagavad Gita in a mo vita. Quelli versi sò stati memorizati. I cantu ogni ghjornu. A meditazione prufonda hè stata ancu fatta nantu à questi versi. Cù sta cunniscenza, sò statu trasfurmatu è a vostra vita serà ancu cambiata. A mo vita hè cambiata, cusì aghju incorporatu sta cunniscenza in stu libru. Cù sta cunniscenza di Diu, aghju trovu a risposta à ogni quistione di a vita. Ùn ci hè micca una tale quistione in questu mondu chì Diu ùn hà micca rispostu in u Bhagavad Gita. Dapoi ch'e aghju acquistatu sta cunniscenza, ùn sò micca appiccicatu in ogni locu in a mo vita. Spessu ci fermamu in parechji lochi. Incapace di piglià decisioni in certe circustanze. Ùn si pò mancu distingue trà u dirittu è u male. Ma s'è vo avete a cunniscenza di Diu, tandu vi piglià a decisione in un mumentu. Ci hè duie cose in stu mondu materiale, una realità è l'altra maya. Finu à oghje, tutti avemu cunsideratu Maya cum'è a realità è ùn avemu micca cunnisciutu ciò chì hè a realità.

Questa hè a causa di u nostru dulore. U soffrenu ùn hè nunda, ma tutta a miseria nasce da questa ignuranza. Dopu à sta cunniscenza sarete capaci di cunnosce a differenza trà a realità è Maya. Cù sta cunniscenza precisa, tutti i vostri dulori finiranu.

Una cosa chì aghju nutatu hè chì micca solu in l'India, ma in tuttu u mondu trattemu solu u corpu fisicu. Tutti l'uspitali, e cliniche trattanu solu u corpu fisicu. Questu hè u mutivu perchè ùn avemu micca ottene u benefiziu sanu. Da una banda avemu trattamentu è da l'altra parte manghjemu pillettes per a depressione è l'insomnia. Per cuntrullà a mente è curà a mente ùn serà micca fatta da sti pilules. U sonnu ùn vene micca da pastiglie. Se dorme dopu à piglià una pillola oghje, dopu à 4 mesi vi dorme dopu à piglià 2 pilules. Perchè avà a dosa di una pillola ùn hè micca travagliatu. In questu modu, a quantità hà da cuntinuà à aumentà, quantu pastiglie vi manghjà. Dunque hè assai impurtante per avè a cunniscenza di a verità ultima. Perchè dopu avè cunnisciutu a verità ultima, ùn ci hè più bisognu di medicina.

Bhagwat Gita - Certi Versi

na jāyate mriyate vā kadāchin
nāyaṁ bhūtvā bhavitā vā na bhūyaḥ

urganizazione nityaḥ śhāśhvato 'yaṁ

purāṇo
na hanyate hanyamāne śharīre - 2.20

L'anima ùn hè nè nata, nè mai more ; nè essendu una volta esistita, ùn cessa mai di esse. L'anima hè senza nascita, eterna, immurtale è senza età. Ùn hè micca distruttu quandu u corpu hè distruttu.

vāsānsi jīrṇāni yathā vihāya

navāni gṛihṇāti naro 'parāṇi

tathā śharīrāṇi vihāya jīrṇānya
nyāni sanyāti navāni dehī - 2.22

Cum'è una persona sguassate i vistimenti sguassati è porta novi, listessa, à l'ora di a morte, l'ànima scaccià u so corpu stancu è entre in un novu.

nainaṁ chhindanti śastrāṇi nainaṁ dahati

pāvakaḥ

na chainaṁ kledayantyāpo na śhoṣhayati

mārutaḥ - 2.23

L'armi ùn ponu sferisce l'anima, nè u focu pò brusgiala. L'acqua ùn pò micca bagnatu, nè u ventu pò asciucà.

achchhedyo 'yam adāhyo 'yam akledyo 'śhoṣhya eva
cha
nityaḥ sarva-gataḥ sthāṇur achalo 'yaṁ sanātanaḥ -

L'ànima hè unbreakable è incombustible; ùn si pò nè umidificatu nè seccu. Hè eternu, in tutti i lochi, inalterabile, immutable è primordiale.

karmaṇy-evādhikāras u mā phaleṣhu kadāchana

da karma-phala-hetur bhūr da saṅgo

'stvakarmaṇi - 2.47

Avete u dirittu di fà i vostri duveri prescritti, ma ùn site micca u dirittu à i frutti di e vostre azzioni. Ùn vi cunsiderà mai a causa di i risultati di e vostre attività, nè esse attaccatu à l'inazione.

yoga-sthaḥ kuru karmāṇi saṅgaṁ tyaktvā dhanañjaya

siddhy-asiddhyoḥ samo bhūtvā samatvaṁ yoga uchyate - 2.48

Siate fermu in l'esercitu di u vostru duvere, O Arjun, abbandunendu l'attaccamentu à u successu è u fallimentu. Tale equanimità hè chjamata Yog.

yaḥ sarvatrānabhisnehas tat tat prāpya śhubhāśhubham

nābhinandati na dveṣhṭi tasya prajñā pratiṣhṭhitā - 2.57

Quellu chì resta senza attaccamentu in tutte e cundizioni, è ùn hè nè piacè di a bona furtuna nè abbattutu da a tribulazione, hè un saviu cun cunniscenza perfetta.

yadā sanharate chāyaṁ kūrmo 'ṅgānīva

sarvaśaḥ

indriyāṁīndriyārthebhyas tasya prajñā

pratiṣhṭhitā - 2.58

Quellu chì hè capaci di ritirà i sensi da i so ogetti, cum'è una tartaruga ritira i so membri in a so cunchiglia, hè stabilitu in a saviezza divina.

dhyāyato viṣhayān puṁsaḥ saṅgas

teṣhūpajāyate

saṅgāt sañjāyate kāmaḥ kāmāt krodho

'bhijāyate 2.62

Mentre cuntemplate l'uggetti di i sensi, unu sviluppa l'attaccamentu à elli. L'attaccamentu porta à u desideriu, è da u desideriu nasce a rabbia.

krodhād bhavati sammohaḥ sammohāt

smṛti-vibhramaḥ

smṛti-bhranśhād buddhi-nāśho buddhi-

nāśhāt praṇaśhyati -2.63

A rabbia porta à l'annebbiamentu di u ghjudiziu, chì si traduce in u perplessamentu di a memoria. Quandu a memoria hè cunfusa, l'intellettu hè distruttu; è quandu l'intellettu hè distruttu, unu hè arruvinatu.

rāga-dveṣha-viyuktais tu viṣhayān

indriyaiśh charan

ātma-vaśhyair-vidheyātmā prasādam

adhigachchhati - 2.64

Ma quellu chì cuntrola a mente, è hè liberu di l'attaccamentu è l'aversione, ancu mentre usa l'uggetti di i sensi, ghjunghje à a Grazia di Diu.

indriyāṇāṁ hè a caratteristica di a mente

tadasya harati prajñāṁ vāyur nāvam

ivāmbhasi - 2.67

Cum'è un ventu forte spazza una barca da u so cursu affrettatu nantu à l'acqua, ancu unu di i sensi nantu à quale a mente si cuncentra pò guidà l'intellettu.

āpūryamāṇam achala-pratiṣhṭhaṁ

samudram āpaḥ praviśhanti yadvat

tadvat kamā yaṁ praviśhanti sarve

sa śhāntim āpnoti na kāma-kāmī - 2.70

Cum'è l'oceanu ùn hè micca disturbatu da u flussu incessante di l'acqua da i fiumi chì si fusione in ellu, u savu chì ùn hè micca mossu malgradu u flussu di l'ogetti desiderati intornu à ellu ottene a pace, è micca a persona chì strive à suddisfà i desideri.

vihāya kāmān yaḥ sarvān pumānśh

charati niḥspṛhaḥ

nirmamo nirahankāraḥ sa śāntim

adhigachchhati - 2.711

Questa persona, chì rinuncia à tutti i desideri materiali è vive libera da un sensu di avidità, pruprietariu è egoismu, ghjunghje a pace perfetta.

prakṛteḥ kriyamāṇāni guṇaiḥ karmāṇi

sarvaśhaḥ

ahankāra-vimūḍhātmā kartāham iti

manyate - 3.27

Tutte l'attività sò realizati da i trè modi di natura materiale. Ma in l'ignuranza, l'anima, ingannata da una falsa identificazione cù u corpu, pensa à sè stessu cum'è l'attore.

śhreyān swa-dharme viguṇaḥ para-

dharmat sv-anuṣhṭhitāt

swa-dharme nidhanaṁ śhreyaḥ para-

dharme bhayāvahaḥ 3.35

Hè assai megliu per fà u so duvere prescrittu naturali, ancu s'ellu hè tingatu di difetti, chè di fà u duvere prescrittu di l'altru, ancu perfettamente. In fatti, hè preferibile di mori in l'acquistu di u so duvere, chè di seguità a strada di l'altru, chì hè chjosu di periculu.

kāma eṣha krodha eṣha rajo-guṇa-

samudbhavaḥ

mahāśhano mahā-pāpmā viddhyenam iha

vairiṇam

U Supremu Signore hà dettu: Hè a lussuria sola, chì hè natu da u cuntattu cù u modu di passione, è più tardi trasfurmatu in còllera. Sapete questu cum'è u peccatu, u nemicu divorante in u mondu.

indriyāṇi mano buddhir asyādhiṣhṭhānam

uchyate

etair vimohayatyeṣha jñānam āvṛitya

dehinam 3.40

Si dice chì i sensi, a mente è l'intellettu sò i terreni di creazione di u desideriu. À traversu elli, annebbia a so cunniscenza è inganna l'anima incarnata.

imaṁ vivasvate yogaṁ proktavān aham avyayam
vivasvān manave prāha manur
ikṣhvākave 'bravīt

4.01

U Signore Supremu Shree Krishna hà dettu: Aghju amparatu sta scienza eterna di Yog à u Diu Sole, Vivasvan, chì l'hà trasmessa à Manu; e Manu, a sua volta, l'insegnava a Ikshvaku.

vīta-rāga-bhaya-krodhā man-mayā mām upāśhritāḥ
bahavo jñāna-tapasā pūtā mad-bhāvam
āgatāḥ - 4.10

Essendu liberi da l'attaccamentu, a paura è a rabbia, diventendu cumplettamente assorbiti in mè, è rifuggiati in mè, assai persone in u passatu sò diventate purificate da a cunniscenza di mè, è cusì ottennu u mo amore divinu.

tyaktvā karma-phalāsaṅgaṁ nitya-tṛipto nirāśhrayaḥ

*karmaṇyabhipravṛitto 'pi naiva
kiñchit karoti saḥ - 4.20*

Tali persone, avè rinunziatu à l'attaccamentu à i frutti di e so azzioni, sò sempre soddisfatti è micca dipendenu di e cose esterne. Malgradu a participazione in attività, ùn facenu nunda in tuttu.

*nirāśhīr yata-chittātmā tyakta-sarva-
parigrahaḥ śhārīraṁ kevalaṁ karma*

kurvan nāpnoti kilbiṣham - 4.21

Liberi da l'aspettattivi è u sensu di pruprietà, cù a mente è l'intellettu cuntrullati cumplettamente, ùn incurrenu micca peccatu ancu s'ellu facenu azzione da u so corpu.

yadṛichchhā-lābha-santuṣhṭo dvandvātīto

vimatsaraḥ

*samaḥ siddhāvasiddhau cha kṛitvāpi na
nibadhyate - 4.22*

Cuntenutu cù qualsiasi guadagnu vene da u so propiu accordu, è liberi da l'invidia, sò fora di e dualità di a vita. Essendu equipised in successu è fallimentu, ùn sò micca ligati da e so azzioni, ancu mentre realizanu ogni tipu d'attività.

apāne juhvati prāṇaṁ prāṇe 'pānaṁ
tathāpare
prāṇāpāna-gatī ruddhvā prāṇāyāma-
parāyaṇāḥ
niyatāhārāḥ prāṇān prāṇeshu juhvati
appare
sarve 'pyete yajña-vido yajña-kṣhapita-
kalmaṣhāḥ

Ancora altri offrenu cum'è sacrifiziu u soffiu in u soffiu in u soffiu entrante, mentre chì alcuni offrenu u soffiu entrante in u soffiu esce. Qualchidunu praticanu arduamente prāṇāyām è frenanu a respirazione entrante è uscente, puramente assorbita in a regulazione di l'energia vitale. Eppuru, altri limitanu a so ingesta alimentaria è offrenu u soffiu in l'energia vitale cum'è sacrificiu. Tutti questi sapori di u sacrifiziu sò purificati da e so impurità in u risultatu di tali prestazioni.

yaj jñātvā na punar moham evaṁ yāsyasi
pāṇḍava -
ellu bhūtānyaśheṣheṇa
drakṣhyasyātmanyatho mayi - 4.35

Dopu sta strada è avè ottenutu l'illuminazione da un Guru, O Arjun, ùn cascà più in l'illusione. À a luce di quella cunniscenza, vi vede chì tutti l'esseri viventi sò ma parte di u Supremu, è sò in mè.

api ched asi pāpebhyaḥ sarvebhyaḥ pāpa-

kṛit-tamaḥ

sarvaṁ jñāna-plavenaiva vṛijinaṁ

santariṣhyasi - 4.36

Ancu quelli chì sò cunsiderati i più immorali di tutti i peccatori ponu attraversà stu oceanu di l'esistenza materiale mettendusi in a barca di a cunniscenza divina.

śhraddhāvānllabhate jñānaṁ di paraḥ

sanyatendriyaḥ

jñānaṁ labdhvā parāṁ śhāntim

achireṇādhigachchhati -4,39

Quelli chì a so fede hè prufonda è chì anu praticatu à cuntrullà a so mente è i sensi ghjunghjenu a cunniscenza divina. Per mezu di una tale cunniscenza trascendentale, ottennu rapidamente a pace suprema eterna.

jitātmanaḥ praśhāntasya paramātmā

samāhitaḥ

śhītoṣhṇa-sukha-duḥkheṣhu tathā

mānāpamānayoḥ - 6.7

I yogi chì anu cunquistatu a mente s'elevanu sopra à e dualità di friddu è calore, gioia è dolore, è onore è disonore. Tali yogi restanu pacìfichi è fermi in a so devozione à Diu.

ananya-chetāḥ satataṁ yo māṁ smarati

nityaśhaḥ

tasyāhaṁ sulabhaḥ pārtha nitya-yuktasya

yoginaḥ - 8.14

O Parth, per quelli iogi chì pensanu sempre à mè cun devozione esclusiva, sò facilmente raggiungibile per via di a so constante assorbimentu in mè.

mayā tatam idaṁ sarvaṁ jagad avyakta-
mūrtinā

mat-sthāni sarva-bhūtāni na chāhaṁ

teṣhvavasthitaḥ -9.4

Tutta sta manifestazione còsmica hè pervasa da Me in a mo forma non manifesta. Tutti l'esseri viventi abitanu in mè, ma ùn aghju micca in elli.

na cha mat-sthāni bhūtāni paśhya me yogam aiśhwaram

bhūta-bhṛn na cha bhūta-stho mamātmā

bhūta-bhāvanaḥ - 9.5

Eppuru, l'essari viventi ùn stanu micca in mè. Eccu u misteru di a mo energia divina! Ancu s'ellu sò u Creatore è Sustainer di tutti l'esseri viventi, ùn sò micca influenzatu da elli o da a natura materiale.

patraṁ puṣhpaṁ phalaṁ toyaṁ yo me bhaktyā prayachchhati

tadahaṁ bhaktyupahṛitam aśhnāmi

prayatātmanaḥ - 9.26

S'ellu mi offre cun devozione una foglia, un fiore, un fruttu, o ancu acqua, aghju piacè di quellu articulu offertu cù amore da u mo devotu in pura cuscenza.

man-manā bhava mad-bhakto mad-yājī

māṁ namaskuru

mām evaiṣhyasi yuktvaivam ātmānaṁ

mat-parāyaṇaḥ - 9.34

Pensate sempre à mè, siate dedicatu à mè, adurate Mi, è offri un omaggio à mè. Dopu avè dedicatu a vostra mente è u vostru corpu à mè, certamenti venerete à mè.

aham ātmā guḍākeśha sarva-bhūtāśhaya-

sthitaḥ

aham ādiśh cha madhyaṁ cha bhūtānām

anta eva cha - 10.20

O Arjun, sò pusatu in u core di tutti l'entità viventi. Sò u principiu, u mità è a fine di tutti l'esseri.

daṇḍo damayatām asmi nītir asmi

jigīṣhatām

maunaṁ chaivāsmi guhyānāṁ jñānaṁ

jñānavatām aham

 Sò solu punizione trà i mezi di prevenzione di l'illegalità, è cunducta curretta trà quelli chì cercanu a vittoria. Frà i sicreti sò u silenziu, è in u sàviu sò a so saviezza.

Yach chāpi sarva-bhūtānāṁ bījaṁ tad

aham, o Arjuna

na tad asti vinā yat syān mayā bhūtaṁ

charācharam

Sò a sumente generatrice di tutti l'esseri viventi, O Arjun. Nisuna criatura chì si muove o chì ùn si muove pò esse senza mè.

yad yad vibhūtimat sattvaṁ śhrīmad
ūrjitam eva vā
tat tad evāvagachchha tvaṁ mama tejo
'nśha-sambhavam

Qualunque cosa vi vede cum'è bella, gloriosa o putente, sapete chì nasce da una scintilla di u mo splendore.

atha vā bahunaitena kiṁ jñātena
tavārjuna
viṣhṭabhyāham idaṁ kṛitsnam ekānśhena
sthito jagat

Chì ci hè bisognu di tutte sta cunniscenza dettagliata, O Arjun? Basta sapè chì per una frazione di u mo esse, pervade è sustene tutta a creazione.

śrī-bhagavān uvācha
kalo 'smi loka-kṣhaya-kṛit pravṛiddho
lokān samāhartum iha pravṛittaḥ
ṛite 'pi tvāṁ na bhaviṣhyanti sarve
ye 'vasthitāḥ pratyanīkeṣhu yodhāḥ - 11.32

U Signore Supremu hà dettu: Sò u Tempu putente, a fonte di a distruzzione chì vene per annullà i mondi. Ancu senza a vostra participazione, i guerrieri disposti in l'esercitu oppostu cessanu di esiste.

ye tv akṣharam anirdeśhyam avyaktaṁ

paryupāsate

sarvatra-gam achintyañcha kūṭa-stham

achalandhruvam

sanniyamyendriya-grāmaṁ sarvatra

sama-buddhayaḥ

te prāpnuvanti mām eva sarva-bhūta-hite

ratāḥ

Ma quelli chì veneranu l'aspettu senza forma di a Verità Assoluta - l'imperiscibile, l'indefinibile, l'immanifestu, l'omnipresente, l'impensabile, l'immutable, l'eternu è l'immubiliare - frenendu i so sensi è essendu equilibrati in ogni locu, tali persone, impegnate in u benessiri di tutti l'esseri, mi ghjunghjenu ancu.

ye tu sarvāṇi karmāṇi mayi sannyasya

mat-paraḥ

ananyenaiva yogena māṁ dhyāyanta

upāsate

teṣhām ahaṁ samuddhartā mṛtyu-

saṁsāra-sāgarāt

bhavami na chirāt pārtha mayy āveśhita-
chetasām

Ma quelli chì mi dedicanu tutte e so azioni à mè, cunsiderendu à mè cum'è u scopu supremu, adurà Mi è meditate nantu à mè cù devozione esclusiva, O Parth, li liberu rapidamente da l'oceanu di nascita è morte, perchè a so cuscenza hè unita cun mè.

mahā-bhūtāny ahankāro buddhir
avyaktam eva cha

indriyāṇi daśhaikaṁ cha pañcha

chendriya-gocharāḥ

U campu di l'attività hè cumpostu di i cinque grandi elementi, l'ego, l'intellettu, a materia primordiale senza manifestazione, l'undici sensi (cinque sensi di cunniscenza, cinque sensi di travagliu è mente), è i cinque ogetti di i sensi.

ichchhā dveṣhaḥ sukhaṁ duḥkhaṁ

saṅghātaśh chetanā dhṛtiḥ

etat kṣhetraṁ samāsena sa-vikāram

udāhṛtam

U desideriu è l'avversione, a felicità è a miseria, u corpu, a cuscenza è a vulintà - tutti questi cumprendi u campu è e so mudificazioni.

amānitvam adambhitvam ahinsā kṣhāntir
āryavam
āchāryopāsanaṁ śhauchaṁ stairyam
ātma-vinigrahaḥ
indriyārtheṣhu vairāgyam anahankāra
eva cha
janma-mṛtyu-jarā-vyādhi-duḥkha-
doṣhānudarśhanam
asaktir anabhiṣhvaṅgaḥ putra-dāra-
gṛhādiṣhu
nityaṁ cha sama-chittatvam
iṣhṭāniṣhṭopapatiṣhu
mayi chānanya-yogena bhaktir
avyabhichāriṇī
vivikta-deśha-sevitvam aratir jana-
sansadi
adhyātma-jñāna-nityatvaṁ tattva-
jñānārtha-darśhanam
etaj jñānam iti proktam ajñānaṁ yad ato
'nyathā

umiltà; libertà da l'ipocrisia; non-viulenza; pirdunu; simplicità; serviziu di u Guru; purezza di u corpu è a mente; fermezza; è l'autocontrol; dispassionate versu l'uggetti di i sensi; assenza di egotismo; tenendu in mente i mali di a nascita, a malatia, a vechja è a morte; senza attaccamentu; assenza di attaccà à u maritu, i zitelli, a casa, è cusì; l'uniformità in mezu à l'avvenimenti desiderati è indesiderati in a vita; devozione custante è esclusiva versu mè; una inclinazione per i lochi solitarii è una aversione per a sucità mundane; custanza in a cunniscenza spirituale; è a ricerca filusòfica di a Verità Assoluta - tutti questi dichjaru chì sò cunniscenze, è ciò chì hè contru à questu, chjamu ignuranza.

sarva-dvāreṣhu dehe 'smin prakāśha

upajāyate

jñānaṁ yadā tadā vidyād vivṛddhaṁ

sattvam ity uta

lobhaḥ pravṛttir ārambhaḥ karmaṇām

aśhamaḥ spṛihā

rajasy etāni jāyante vivṛddhe

bharatarṣhabha

aprakāśho 'pravṛttiśh cha pramādo moha

eva cha

tamasy etāni jāyante vivṛddhe kuru-

nandana

Quandu tutte e porte di u corpu sò illuminate da a cunniscenza, sapete chì hè una manifestazione di u modu di bontà. Quandu u modu di passione predomina, O Arjun, si sviluppanu i sintomi di l'avidità, l'eserciziu per u guadagnu mundiale, l'inquietudine è a brama. O Arjun, nescienza, inerzia, negligenza è illusione - sò i segni dominanti di u modu di ignuranza.

sattvāt sañjāyate jñānaṁ rajaso lobha eva

cha

pramāda-mohau tamaso bhavato 'jñānam

eva cha

Da u modu di a bontà nasce a cunniscenza, da u modu di a passione nasce l'avidità, è da u modu di l'ignuranza nasce a negligenza è l'illusione.

L'essenza di a Bhagavad Gita cum'è aghju capitu è assimilatu.

Ùn simu micca u corpu. Semu anima. U corpu hè cum'è una tela. A manera di cuntinuà à cambià a nostra robba, in u listessu modu noi, l'ànima, cuntinuemu à cambià u corpu. Cum'è ùn simu micca attaccati à a robba, in u listessu modu ùn deve micca esse attaccati à u corpu. Stu attaccamentu hè a causa di i dulori. Ùn ci hè micca a morte di l'anima, allora chì duvemu avè a paura? Ci seremu sempre dumani. Era ancu prima di sta creazione, ci sarà ancu dopu à a fine di stu mondu. Allora caccià u timore da a vostra mente. L'anima hè a parte di Diu. Questu hè ciò chì u Signore stessu dice in u Chapter 10.

modu ghjustu per agisce

Avemu u dirittu di fà u travagliu, ma u fruttu di l'azzione ùn hè micca in e nostre mani, hè in e mani di Diu. Hè per quessa chì duvemu cuntinuà à fà u travagliu, senza mai pensà chì averemu successu o fallimentu. Vinceremu o perdemu. Moriremu o camperemu ? Karma deve esse fattu sicondu i duveri. Karma ùn deve mai esse fattu per u rializazione di i so desideri. A persona chì travaglia per a realizazione di i so desideri hè sempre infelice. Perchè u desideriu hè un pesu. I novi desideri sò sempre nati in noi. Dopu à u cumpletu di un desideriu, nasce un altru desideriu. Allora quanti desideri cumpiendu ? Ùn ci hè micca fine à i desideri. Dunque, a vita deve esse vissuta cù u duvere è micca per a realizazione di i so desideri.

In ogni circustanza, avemu una ghjustizia di sè stessu. È u swadharma di tutti noi hè diversu in diverse circustanze. Hè per quessa ùn duvemu micca fà un travagliu vistu da nimu. U travagliu deve esse fattu secondu a so propria religione. In certi circustanze pò esse Swadharma per mè per piglià a vita di qualchissia. È dà a vita à qualchissia in ogni circustanza pò ancu esse Swadharma per mè. Avete da decide, quale hè u vostru Swadharma in certe circustanze.

Fate karma alzendu sopra u prufittu è a perdita.

Per cuntemplazione annantu à un sughjettu una volta è una volta, simu attaccati à quellu sughjettu. Quì u sughjettu pò esse una persona cum'è un oggettu. Meditendu nantu à qualcosa una volta è una volta, u desideriu nascerà per ottene quellu sughjettu. Se quella cosa ùn hè micca ricevuta allora a rabbia surgirà. È a nostra memoria si cunfunde cù a rabbia. È chì a memoria hè cunfusa, l'intellettu di quella persona hè distrutta, perchè l'intellettu si basa solu nantu à i ricordi. Sè sguassate tutti i ricordi da a vostra mente vi parete pazzi.
Dui cose passanu cuntemplando i sugetti, o u sughjettu serà ottenutu o ùn serà micca ottenutu. A

descrizzione di ciò chì succede s'ellu ùn hè micca ricevutu hè stata data sopra. Avà, s'ellu l'aghju, vi descriverà ciò chì succede. Se l'ughjettu hè guadagnatu, ci hè u timore di perde. I prublemi ùn anu da finisce. Ci sò prublemi in riceve è micca in riceve. Continuemu sempre à pensà chì s'è avemu una cosa cusì fruttuosa, allora a felicità vene. Ma ancu dopu à l'attenzione, a felicità hè momentu. In verità, a felicità ùn hè micca in i sugetti, circhemu u mondu sbagliatu, a felicità hè in voi. Se ùn crede micca, fate meditazione è vede, u latti di latte diventerà acqua d'acqua. L'aghju sperimentatu stessu, duvete ancu pruvà. Dunque, a cuntemplazione di i sugetti sempre porta à i dulori.

A rabbia nasce da i desideri, cusì ùn mantene micca i desideri. Dicu una volta è una volta. Vive a vita micca per cumpiimentu di i desideri, ma per cumpiimentu di i duveri. U desideriu hè u nostru nemicu, hè u nostru nemicu. Prima uccidi stu nemicu, megliu.

Pudete esse perfettu da l'internu, avà è in questu mumentu. Ma ùn pò mai esse perfettu da fora. Allora sia sempre cuntentu. Perchè in a vita ùn pudete micca esse soddisfatti ancu per ottene tuttu da fora. Allora amparà à esse soddisfatti oghje è avà.

Stu mondu sanu hè una pusizioni in Diu. Diu hà pigliatu u mondu. Duvete avè trovu sta cosa strana, chì cumu pò Diu tene una creazione cusì tamanta. Vogliu dà un esempiu, stu corpu hè pussede da noi, vale à dì una anima sottile. Ciò chì ùn hè mancu visibile hè cusì sottile. Sempre chì ci hè una anima in u corpu, un corpu cusì grande cuntinueghja a mossa, ma appena chì l'ànima suttili abbanduneghja u corpu, in u listessu modu u corpu casca cù un bang. In u listessu modu cum'è una anima sottile tene un corpu cusì grande, u Signore mantene tutta a creazione.

Siate fideli è avè fede in Diu. Salutateli sempre. Ricurdatevi sempre. Siate sempre grati à ellu. Ringraziate à Diu per tuttu. Mettite a vostra mente in elli.

Ultime Parolle

Cari lettori,

Aghju travagliatu in questu campu da l'ultimi dui anni. In l'ultimi dui anni, seguendu l'istruzzioni datu da mè, millaie di persone anu guaritu e so parechje malatie cunnettendu cù a natura è aduttendu a natura. Per quessa, sta sperienza ùn hè micca solu a mo, ma l'esperienza di millaie di altre persone hè stata ancu aghjunta. Ùn avaria mai pussutu scrive stu libru in a mo vita è s'ellu aghju sappiutu scrivelu, l'aghju pussutu scrive per via di sti millaie di persone, perchè queste persone sò u magazzinu di a mo fiducia. Eru una persona chì parlava menu à a ghjente. Aviu cuntattu cù pocu persone. Era impussibile per mè di parlà in una piattaforma in qualchì locu. Ma oghje sò una persona diversa. Tuttu chistu di a cunniscenza stessu, quandu a cunniscenza scorri in una persona, diventa un putere completamente diversu.

À a fine, diceraghju à tutti di voi chì duvete ancu cunnetta cù a natura è aduttà l'alimentu naturali se vulete stà liberu di malatie in tutta a vostra vita. Quale pò dì di a vostra salute megliu cà voi? Capemu u valore più altu di a salute quandu simu malati. Perchè ùn avemu micca capitu prima, prima avemu avutu questu assolutamente liberu da Diu. È avemu dettu chì apprezzemu e cose ricevute gratuitamente. Allora, quandu avete torna, sapete ancu u so valore. È quandu u valore hè cunnisciutu, allora solu l'alimentu naturali puri è i pinsamenti pusitivi seranu messi in stu corpu. È tandu diventerai sanu sanu di stu corpu, ciò chì hè benefica è ciò chì hè dannusu per stu corpu. A cunniscenza chì parlu quì hè quella di l'alimentariu è di i pinsamenti chì sò benefizii per u corpu, è micca di u corpu per penetrà in u corpu. Ùn pudete mai fà chì ancu s'ellu ci vole seculi. Tutte e cose create da Diu appartenenu à a cunniscenza è a natura hè ancu creatu da Diu. Hè per quessa chì a natura sapi più di u nostru corpu chè noi. Dunque, l'alimentu preparatu da a natura hè assolutamente ghjustu per u nostru corpu, è l'alimentu chì preparamu ùn hè micca adattatu per u nostru corpu. Dunque, quandu a ghjente manghja un alimentu naturali cumpletu, e so malatie guariscenu, l'unica diferenza hè chì a natura hà una cunniscenza cumpleta, è avemu a mità incompleta.

Puderaghju scrive stu libru solu è solu perchè aghju campatu a vita di l'infernu per dui anni, cusì cunnoscu u valore di sta cunniscenza. Aghju scrittu stu libru ancu dopu esse svegliatu à duie ore di notte, perchè ùn pudia micca avè u tempu di ghjornu. Perchè aghju alzatu in a notte è scrive, perchè cunnoscu u prezzu di sta cunniscenza preziosa. Sò questu, s'ellu avia avutu sta cunniscenza prima di cadutu malatu, ùn avissi micca campatu in l'infernu per dui anni.

Cari lettori,
S'ellu ci hè una cuntradizzione in ogni dui di e mo cose, allora ci ponu esse solu duie cose, o ùn sò micca capaci di spiegà per e parolle, o ùn sò micca

capaci di capiscenu. Ùn pudemu micca sprime tuttu cù e parolle. Per esempiu, supponi chì ùn avete mai manghjatu papaia, avà cumu vi spiegà a dolcezza di papaia. Chjamemu ogni dolcezza cum'è dolce. Ma a verità ùn hè micca questu. Hè a dulcezza di gulab jamun simili à a dolcezza di papaia? Ma dicemu chì a papaia hè dolce, ma Gulab Jamun hè ancu chjamatu dolce. Pruvate solu di spiegà chì tuttu ùn pò esse spressione in parolle, certe cose si capiscenu solu per sperienze. Questa cunniscenza cumpleta hè piena di verità, cusì sia liberu di dubbitu è assimilate sta cunniscenza.

Grazie,

Yogacharya Shri Anmol Yadav

CaruAmici
S'ellu ci hè un sbagliu in a traduzzione di stu libru, per piacè perdonami, sò solu à pruvà à trasmette a cunniscenza di sta sperienza vera è pura in questa lingua. Cunnoscu u valore di sta cunniscenza. Perchè per mancanza di questa cunniscenza, aghju patitu per 2 anni.

Aghju sempre datu i mo dati di cuntattu perchè sò un travagliadore suciale. Se ùn pudete micca ghjunghje à mè, allora u mo serviziu suciale hè in vain.

Mobile & WhatsApp- (India) +91-9115112763, +91-8054499284

Ligami per i Social Media
Youtube - Yogacharya Shri Anmol Yadav
Facebook - Yogacharya Shri Anmol Yadav
Amazon Tutti i libri -
www.amazon.com/author/anmolyadav

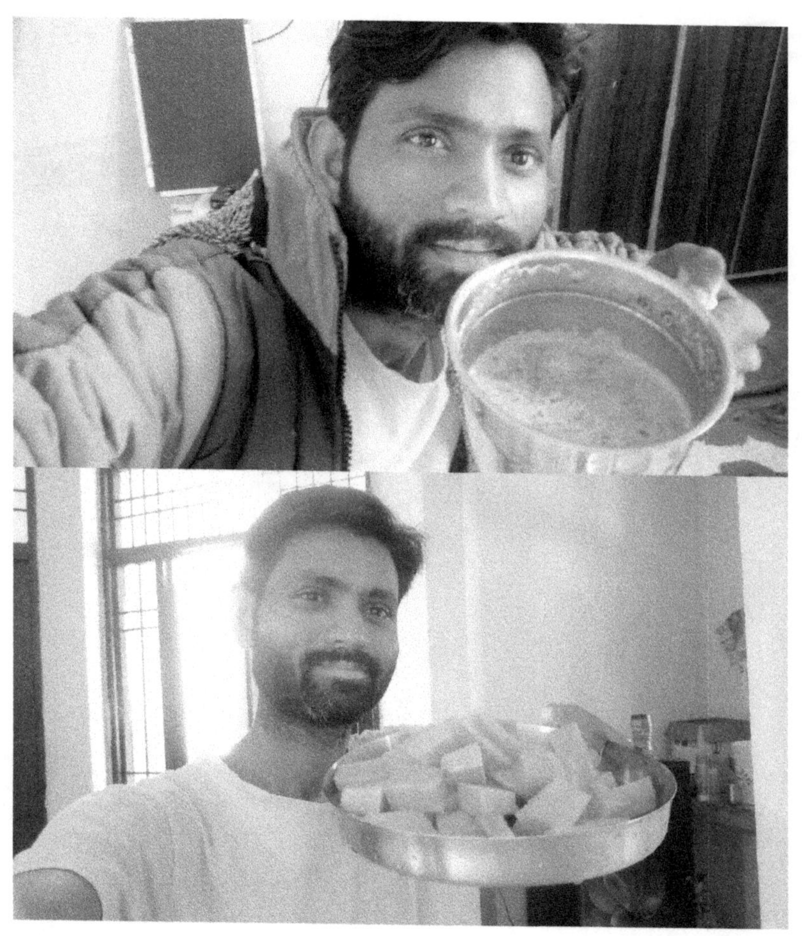

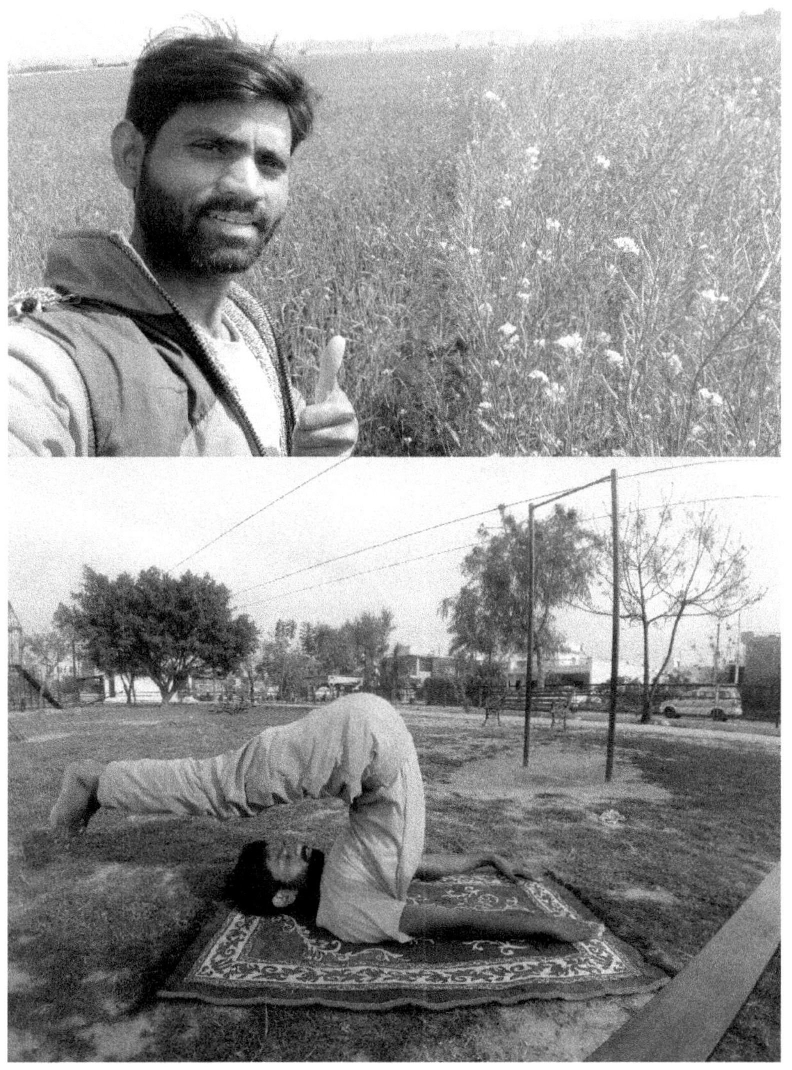

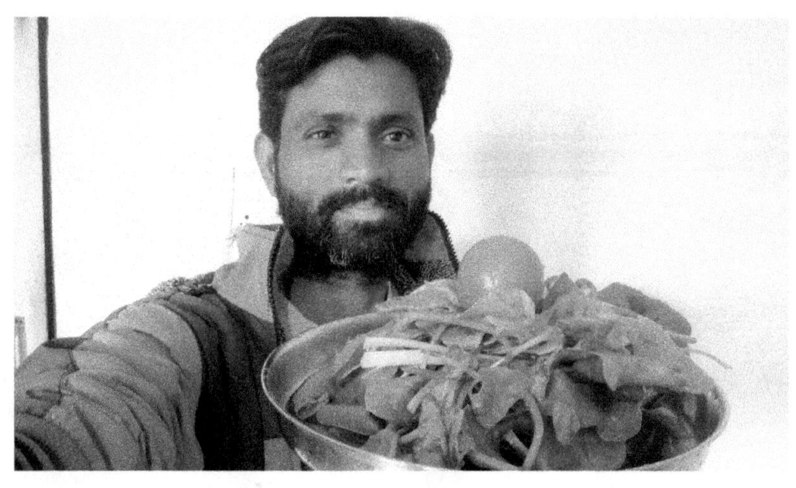

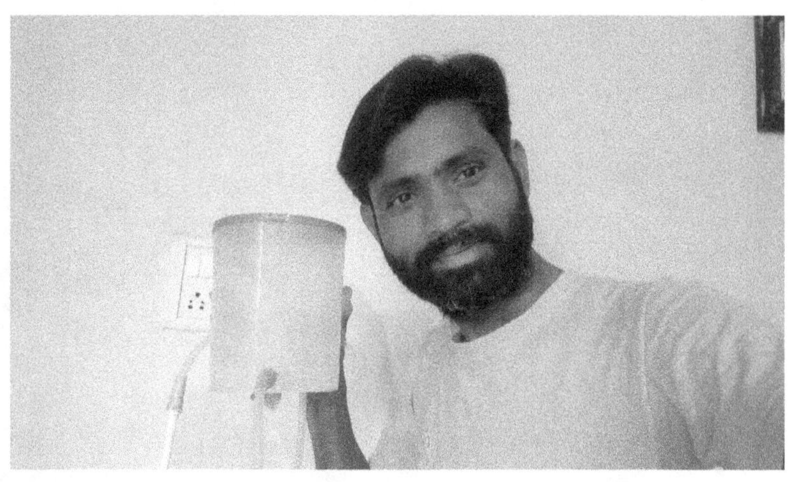

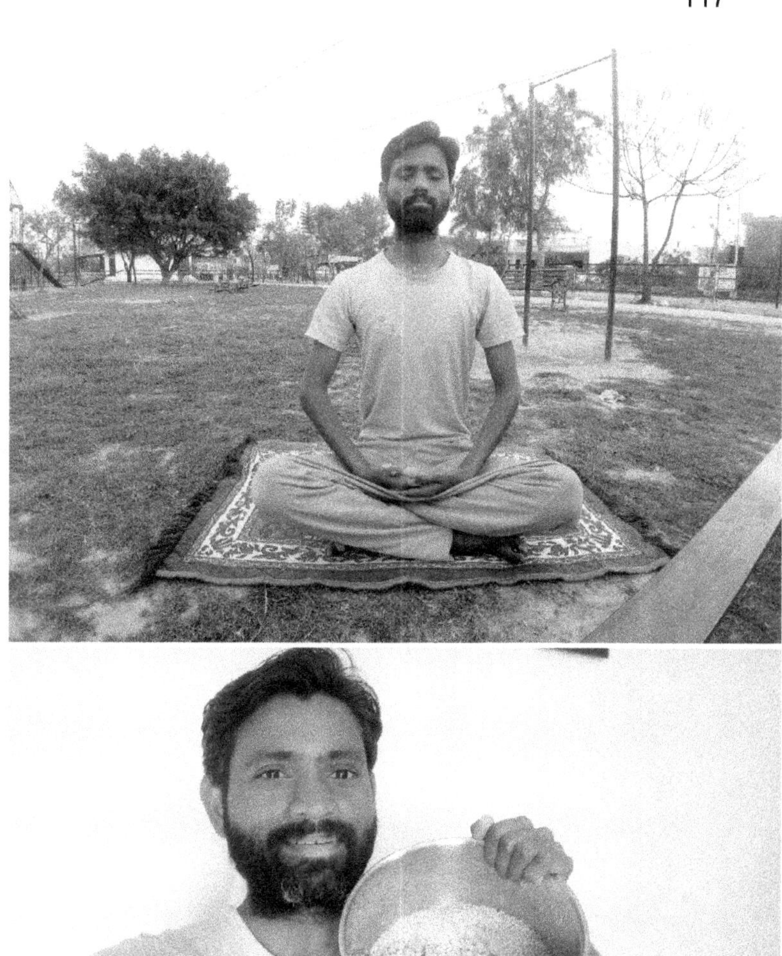

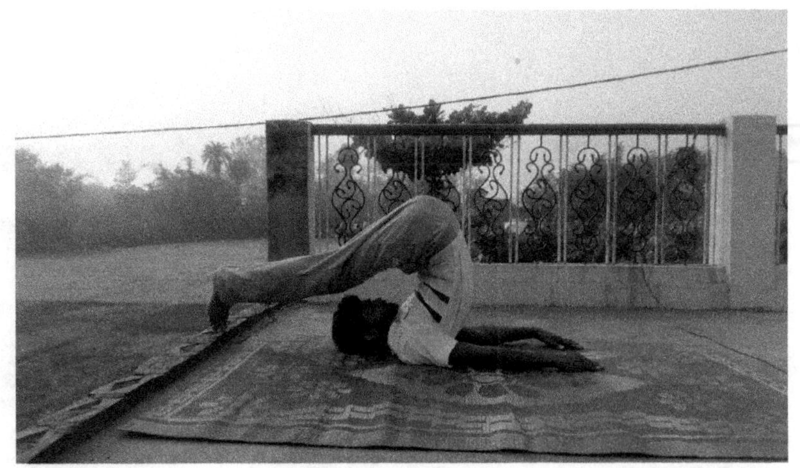

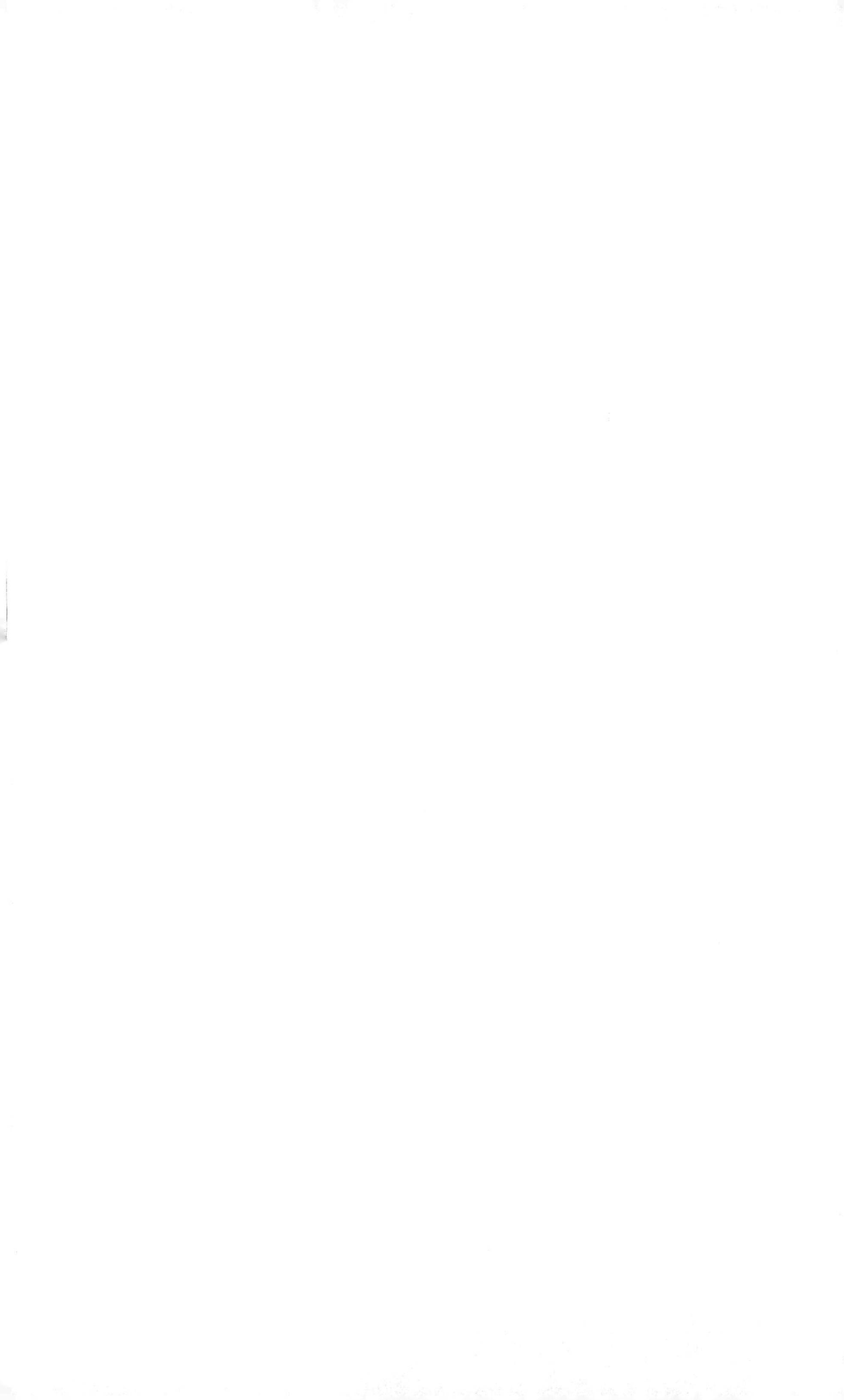